Funny, Raunchy and Classic Word Search Puzzles for Badass Nurses |

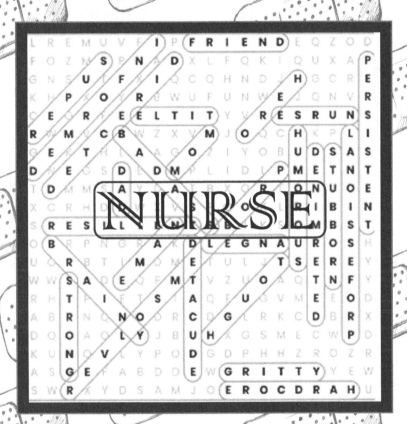

Includes Nursing Terms, Nurse Slang, Abbreviations and Professional Nurse Descriptions

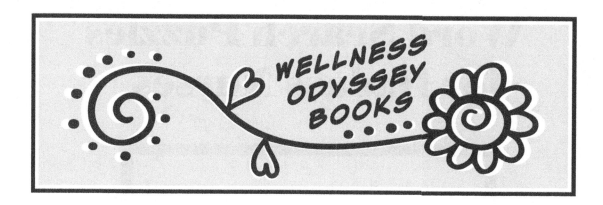

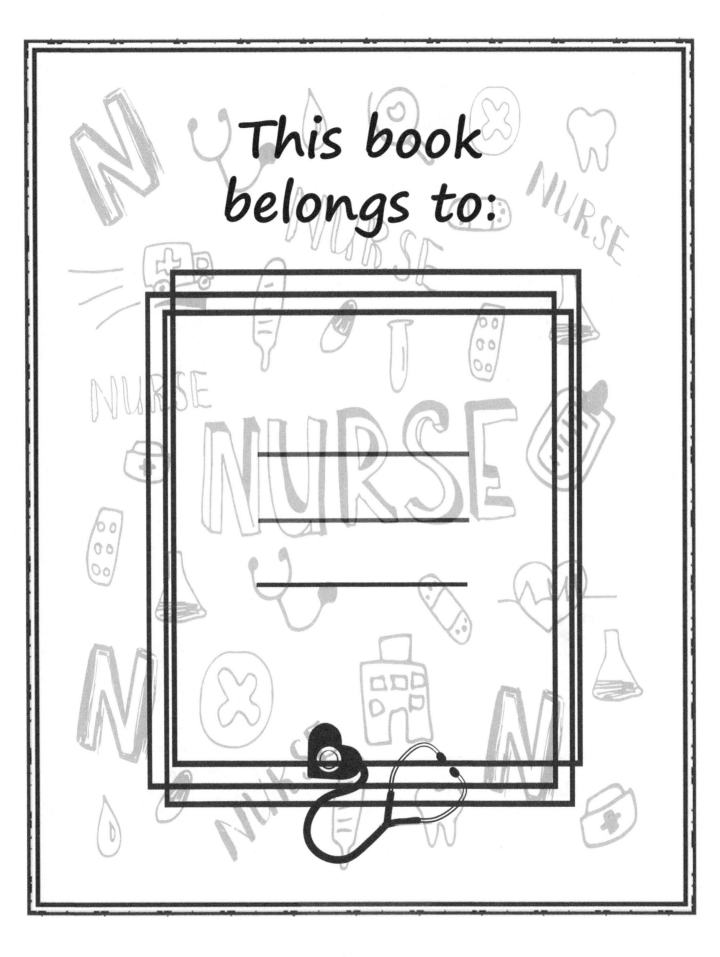

This book
belongs to:

Other publications from Wellness Odyssey Books that can be found on Amazon

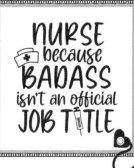

A Raunchy, Snarky, Funny Coloring Book For Nurses

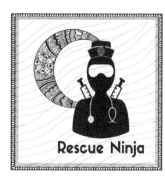

A Fun Coloring Book for Hard Working Nurses

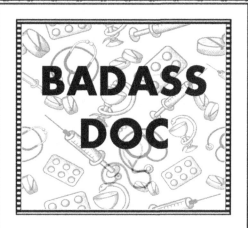

A Raunchy, Snarky Funny Coloring Book For Doctors

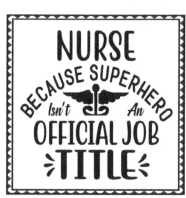

A Fun And Somewhat Snarky Coloring Book For Nurses

Contents

Example

This is an example of the puzzles found in the book. The actual puzzles are in a 20 x 20 grid and are much larger with 20+ search words per puzzle.

The solutions to all of the puzzles can be found in the back of the book starting on page   .

Nurse Word Search Puzzle
Example

```
A Z B S L P K C W H Y B W T U L
W K Y Y M L U K E H Y O T T U R
D S E B D D C Z V U S U K C W Y
E R K R O F O E Z A M W B K Q Q
P D C A Q S M M G L P E I B R W
R I V I W M P H Z Y E O F T J Y
K R K N Y P L C Z E T H S U S H
C E J P F F E K G W S Q Z Z N T
Z C D O J C X N J J O A U T O W
Y T H W T Y E R G F O R J P G C
N I T E H L F L S B H S K X Y V
F O L R L N I F L O G M U O C T
Y N L A I B S V B F U G B B U X
B P H O E D R C P J T H L U X T
X C W O R D S E A R C H Q S O P
K Y P L P O J T W V Z Y R G B N
```

Nurse Word Search Puzzle - Solution

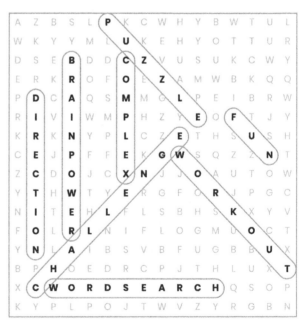

BRAINPOWER	CHALLENGE
COMPLEX	DIRECTION
FUN	PUZZLE
WORDSEARCH	WORKOUT

Directions

Wordsearches are fun and they can be challenging. The ones in this book, each with a nurse theme, are meant to be both. The puzzles have been developed by a nurse who has "been there, done that."

Each themed puzzle has a list of 20+ words to look for within the 20 x 20 grid. Words can be found horizontally, vertically and on the diagonal - both backward and forward. Words can overlap or intersect with other words.

Helpful hint: words with double letters or with more obscure letters like Q, Z and X might be easier to find so look for those first. The same is true for words with double letters. Draw a line through each word in the list as you find it in the grid to help you keep track of your progress.

There is no frustration allowed, just fun and a brain workout. So, if you're stumped, the solution to each puzzle can be found at the back of the book.

Enjoy!

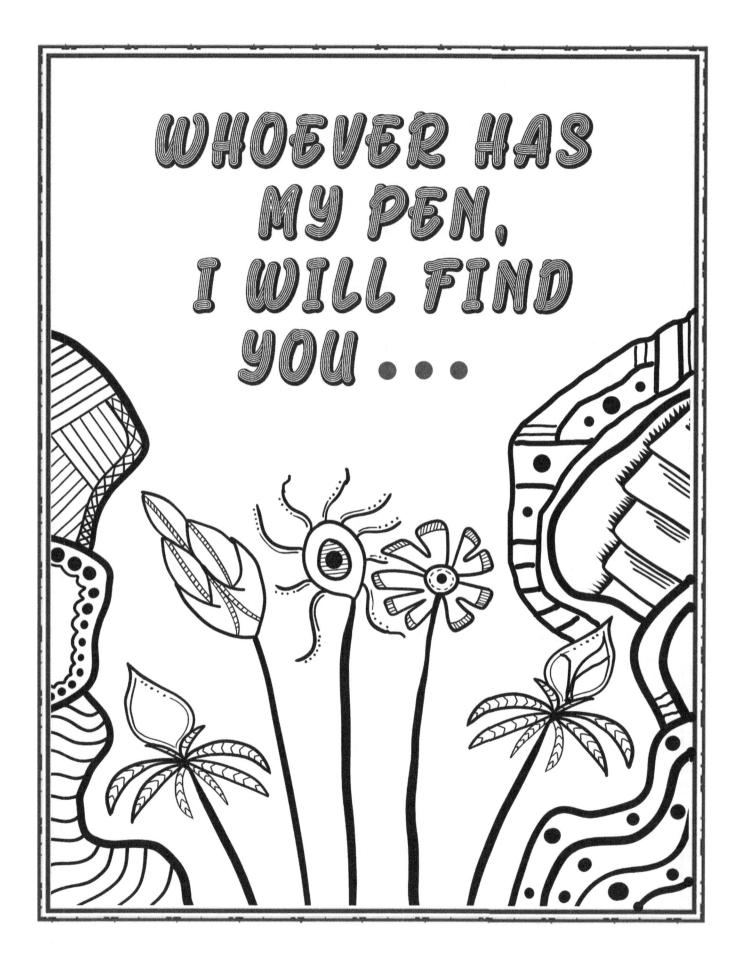

WHO IS A NURSE?
8 Puzzles

Nutrition Facts

Serving Size: 1 Excellent Nurse*

Amount Per Serving: P.R.N (As Needed)

	%Daily Value**
Hard Working	1000%
Unrivaled Skill	500%
Determination	100%
Caring	300%
Sleep	0%
Caffeine	110%

*Not A Significant Sourse Of Gratitude Received.

**Percent Daily Values Are Based On Your Unique Diet.

Nurse Word Search Puzzle #1
Nurse because "badass" isn't an official title

```
L  R  E  M  U  V  F  I  P  F  R  I  E  N  D  E  Q  Z  O  D
F  O  Z  M  S  P  N  A  D  X  L  F  Q  K  I  Q  U  X  A  P
G  N  S  U  T  F  X  I  Q  C  Q  H  N  D  J  H  G  C  R  E
K  H  P  X  O  Y  R  B  W  U  F  U  N  W  E  J  Q  N  V  R
C  E  Q  R  F  E  E  L  T  I  T  Y  V  R  E  S  R  U  N  S
R  W  M  V  C  B  W  Z  X  V  M  J  O  Q  C  H  K  P  L  I
G  E  K  T  H  L  A  A  G  O  Z  I  Y  O  B  U  D  S  A  S
D  N  E  G  S  D  E  D  M  P  L  I  D  L  P  M  E  T  N  T
T  D  M  M  S  A  Y  D  A  T  B  X  O  R  T  O  N  U  O  E
X  C  R  H  D  D  W  X  V  S  F  O  O  K  L  R  I  B  I  N
S  R  E  S  I  L  I  E  N  T  S  B  I  K  S  O  M  B  S  T
O  B  R  P  N  G  R  A  K  D  L  E  G  N  A  U  R  O  S  H
U  O  R  B  T  I  M  D  M  E  T  U  L  J  T  S  E  R  E  Y
W  W  S  A  D  E  Q  F  M  T  V  Z  U  O  A  Q  T  N  F  Y
R  H  T  P  I  E  T  S  I  A  Q  F  U  G  V  M  E  E  O  D
A  B  R  N  Q  N  O  D  R  C  D  G  L  R  K  C  D  B  R  X
D  Q  O  A  O  L  Y  J  B  U  H  X  G  S  M  E  C  W  P  D
K  U  N  Q  V  L  Y  P  O  D  G  D  P  H  H  Z  R  O  Z  R
A  S  G  E  F  A  B  D  D  E  W  G  R  I  T  T  Y  Y  E  W
S  W  R  X  Y  D  S  A  M  J  O  E  R  O  C  D  R  A  H  U
```

ANGEL	BADASS	BRAINY
DAD	DETERMINED	DIRECTED
EDUCATED	FRIEND	GRITTY
HARDCORE	HERO	HUMOROUS
INFORMED	MOM	NAME
NURSE	PERSISTENT	PROBLEMSOLVER
PROFESSIONAL	RESILIENT	STRONG
STUBBORN	SUPER	TITLE
TOUGH		

Nurse Word Search Puzzle #2
Try to find wonderful in every day

```
Z N O P R E P A R A T I O N A I R H U L
Y P V M X P A J W B W C E T B A J X Y N
V B O B A L A N C E S F L Z U E Q D O H
O L U Z L X O H P J U J A L E E W I O E
L T O Q B E P V S Q P H H M O I N C W J
M C Y N B K E T A J P S E L I I L D O O
M P O D J M V L R D O U A Z P L X F N S
L D I W O W U B L J R Q L O T J Y A D K
I E P H O S J G T E T U T L R R L M E T
U X O Q S R T J C E K C H D J O N I R R
Z M S T R W K A I U A P U W A T H L F E
Y D I J D U T E F I E M F R G S E Y U A
W X T R M T G S R F G N S G E R A Z L T
E B I A I M S N H K Y B R E S U L T S M
L P V X D E D I S C H A R G E L X X Q E
L C E H C Y S M I L E M B V E Y T B R N
N E E C B L O N G E V I T Y F D L W E T
E P U D J Q I W P H A P P I N E S S Z X
S S C M A X N F W O N D E R F U L U G C
S M J M K U Z U P R O G R E S S O Z V T
```

BALANCE	COWORKER	CURE
DISCHARGE	FAMILY	HAPPINESS
HEAL	HEALTH	HOME
LONGEVITY	OPINION	POSITIVE
PREPARATION	PROGRESS	RESULTS
SMILE	STAFF	SUCCESS
SUPPORT	TEAM	TREATMENT
WELLNESS	WONDERFUL	

Nurse Word Search Puzzle #3
Oh crap – my scrubs aren't clean

```
N K E Y S V G E M Q W E A L N R R D V G
A P N I O C L I P B O A R D I G A P E Q
W A P U L L B L O I S U S F G P M E J L
Q G G S T E T H O S C O P E I N A N G I
Z E U G Y K L Z H G R X G H I Z Y I Y Q
C R N K C U S T R E S S C R T H S D I P
F G S J U U L L Y M Q N I P Z G X B L T
A A V S A N A E Y W Y P L R L R Y A N M
M W Z L T E I G Z Y S X Z U P E X D V I
I Q A A N D Q F T A V J L N N U D G B S
W K W L L K I X O N Q O P O N C F E A C
A V Z O L Z F G B R N N M U A T H Z D I
K H V R H E O S M E M A Q T M D Y J G S
G B C D W E T V L I P T U C E S W Q E S
V N G V Z K V Y X T H H T U T C L P R O
Y I S Y S H T E M F O J D G A R A K E R
A G L A S S E S J I N F H D G U A V E S
E A R A S Z O U U K E Y S Z D B Z Q L F
I H A N D S A N I T I Z E R R S Q D X P
U H K M A G G R A V A T I O N S L V E O
```

AGGRAVATION	ASPIRIN	BADGEREEL
CLIPBOARD	GLASSES	HANDSANITIZER
IDBADGE	KEYS	LUNCH
MASK	MONEY	NAMETAG
PAGER	PEN	PHONE
SCISSORS	SCRUBS	STETHOSCOPE
STRESS	TYLENOL	UNIFORM
WALLET	IPAD	

Nurse Word Search Puzzle #4
What I need to get through the next shift . . .

```
Y W C L E A N C L O T H E S U B V W K X
H T A G B B S X I E Y C J G D G S U C G
Z O S B Q Y H O B B I H S C G G U T Q H
H S N Q W T A W D M N A T D G L P P S N
H U E G J N N G R A J R A A Y A P I B P
L P A E V T E O L L G M I Y X U L S B L
H J K U N L I T X L B B N C G G I F X I
E C E P I E W T T O P P R A R H E V U P
A H R M S A R G S K A I E R O T S Y X B
D O S D X J L G I R M Z M E C E S J X A
A C T T C B C S Y L V Z O F E R J D C L
C O V F O O D D J E Y A V U R W B X A M
H L O J U I C E C T J H E Y I I F Y F C
E A F X T S H N Q B I Y R C E M G P F S
M T C R E D E M O S J C C E S Y E N E K
E E B X A I Y H P A Q O T F S E N C I A
D O I Z T K P H W K V Y A A L B G M N P
S F F A E H D E E W I E T S C O M L E C
I D P K I N D N E S S Z A U B S P W I B
J B G R I T H I K U E V B K N D C V T X
```

CAFFEINE	CHARM	CHOCOLATE
CLEANCLOTHES	DAYCARE	ENERGY
FOOD	GRIT	GROCERIES
HEADACHEMEDS	JUICE	KINDNESS
LAUGHTER	LIPBALM	PATIENCE
PIZZA	SLEEP	SMILE
SNEAKERS	SODA	STAINREMOVER
SUPPLIES	TICTACS	

Nurse Word Search Puzzle #5
Be the nurse you would want if you were a patient

```
G F E M P A T H E T I C H I U T D J B I
Y T L H M P I E W M E N P O S I T I V E
Z U B L V C V V F L T Q Y J F E J I L J
T S P G F I S H B L E L T E V C Q J E Z
H T Y F T P L A O L D X R I X C H L N M
O X Z C R E L R B N V R T A D N M I E S
U M A V M I G A E X E I M E M L Z S R N
G W O K A O D I U I U S Z D U I R T G E
H I Y V J N R D N T K I T F Q Y V E E A
T Z A D E F Z A N D N F E U P S K N T T
F S Y P K G G I V A X R O P N O P I I D
U B E Y N L N G G P A Z F Q J K P N C X
L D I I I F L R R C G U A V Y V L G X K
Q X R P E T O T M S R P O L I T E X Q Y
M A I S J S D K N O W L E D G E A B L E
C S G L U K I N D A K Z J R K S Q P W A
H M Z B Y V N O B S E R V A N T W I Y U
O B P U R E S P O N S I V E O F I V J F
D O D E D I C A T E D W B H K B Q L N L
R K K L I S E N S I T I V E U K Q P V B
```

ACTIVE	AVAILABLE	CAREFUL
CARING	DEDICATED	DEPENDABLE
EMPATHETIC	ENERGETIC	FRIENDLY
HONEST	INTUITIVE	KIND
KNOWLEDGEABLE	LISTENING	OBSERVANT
ORGANIZED	POLITE	POSITIVE
RESPONSIVE	SENSITIVE	THOUGHTFUL

Nurse Word Search Puzzle #6
It isn't what you do, it's who you are

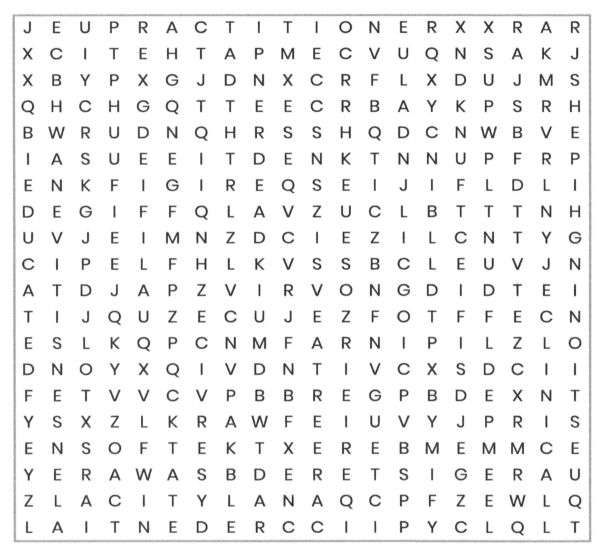

```
J E U P R A C T I T I O N E R X X R A R
X C I T E H T A P M E C V U Q N S A K J
X B Y P X G J D N X C R F L X D U J M S
Q H C H G Q T T E E C R B A Y K P S R H
B W R U D N Q H R S S H Q D C N W B V E
I A S U E E I T D E N K T N N U P F R P
E N K F I G I R E Q S E I J I F L D L I
D E G I F F Q L A V Z U C L B T T T N H
U V J E I M N Z D C I E Z I L C N T Y G
C I P E L F H L K V S S B C L E U V J N
A T D J A P Z V I R V O N G D I D T E I
T I J Q U Z E C U J E Z F O T F F E C N
E S L K Q P C N M F A R N I P I L Z L O
D N O Y X Q I V D N T I V C X S D C I I
F E T V V C V P B B R E G P B D E X N T
Y S X Z L K R A W F E I U V Y J P R I S
E N S O F T E K T X E R E B M E M M C E
Y E R A W A S B D E R E T S I G E R A U
Z L A C I T Y L A N A Q C P F Z E W L Q
L A I T N E D E R C C I I P Y C L Q L T
```

ANALYTICAL	AWARE	CAREER
CARING	CERTIFIED	CLINICAL
CREDENTIAL	EDUCATED	EMPATHETIC
FACULTY	INTUITIVE	LICENSED
MEMBER	NURSE	PRACTITIONER
QUALIFIED	QUESTIONING	REGISTERED
RESPONSIVE	SENSITIVE	SERVICE
SKILLED		

Nurse Word Search Puzzle #7
Value what you do and add value by doing more

```
Z A M B G L E J U D I M P L E M E N T D
C O D K X A C F I F P D Y R Z B U E U C
P D D M R P N L C Z L O O E Q N N D M Q
R D K Y I P L S L P G K X P N I A H P U
I I T S P N I A W R Z X J O M N G M F E
O A J O T S I V N E C E T R E A T F Y S
R C D W B J V S J K R K E T W B L Y Z T
I B I U L S B Y T R J T B K R M J D W I
T L S O A I E G R E E S A S S I S T P O
I T C X A Z M R I D R I N Q U I R E Q N
Z A U U E M J H V M K A Q V T A I R T J
E N S A M R O R D E R N F W H W V R X D
S X S U L T T G F Z K A K P Q C A A R I
J P X T E A M W O R K L G R X H Z H J S
T H E R A P E U T I C Y R E C C N G F P
H B H C E X A M I N E Z H P I K I T Q E
P I I F I E D V I G O E W A I F I X Z N
W N R P Z F J K A S T R U R U B F M M S
G L Y N O E I U H A N Q L E F K X T Q E
Z I M U T O O C W Z I M E I E M I Q J N
```

ADMINISTER	ANALYZE	ANSWER
ASSIST	CHART	DETERMINE
DISCUSS	DISPENSE	EXAMINE
IMPLEMENT	INQUIRE	OBSERVE
ORDER	PLAN	PREPARE
PRIORITIZE	QUESTION	REPORT
SPECIFIC	TEAMWORK	THERAPEUTIC
TREAT		

Nurse Word Search Puzzle #8
Treat the whole patient not just the part that hurts

```
P M S X K E C N A M R O F R E P O Z F L
U Z R X B F Y E C R C N X O B S V O P D
B M T X T J C C I E I P J G J O W L G U
K Q D I W Y M I T Z K M D A F G M L C O
H E S A R L Z F S B R T P E G A N A M P
G M V S J J I F I J L Z N O S N L D F R
C L E U E K P O L R L B M E R R G S I E
P A P F Q N N Y O D A A W F D T X B J V
L C R D J A L J H Z B R T S G P A D T E
U I M E L A J L A Y Z I B O K Q D N N N
S T C P G E Y I E U Y D P A T I E N T T
U C O J E L K R O W M A E T H I P I S A
P A N R H O D W A M M T O H L R Y B M T
E R S L I H M R A N B S I C O Y T S O I
R P U P H W J H K D A X E G D L C N T V
V K L H T L A E H W W L R Y C D Q R P E
I C T S P T G F E V X A Y P C G W Y M J
S T I N D J L E M U M Q L Z X V F N Y V
E F N A D V I S E W X P X T E A C H S N
Y C G P V W H P P R O T O C O L L N G B
```

ADVISE	ANALYZE	CARE
CLIENT	CONSULTING	HEALTH
HOLISTIC	IMPORTANT	MANAGE
OFFICE	PATIENT	PERFORMANCE
PLAN	PRACTICAL	PREVENTATIVE
PROGRAM	PROTOCOL	SUPERVISE
SYMPTOMS	TEACH	TEAMWORK
TOTAL	WELLNESS	WHOLE

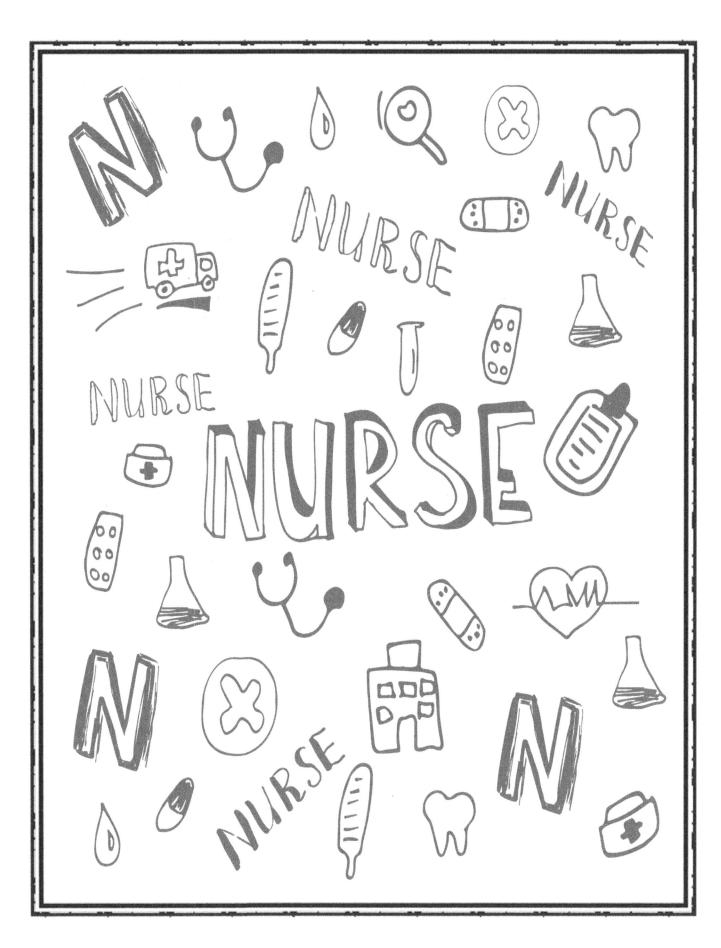

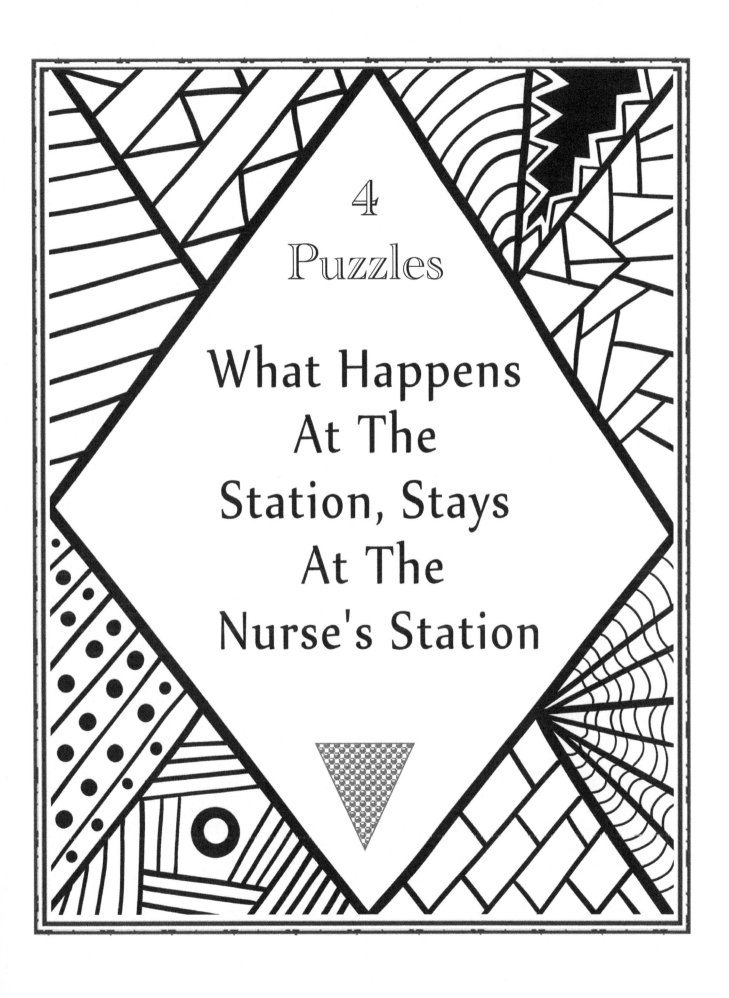

4
Puzzles

What Happens
At The
Station, Stays
At The
Nurse's Station

Nurse Word Search Puzzle #9
What happens at the Station stays at the Station!

```
H R E E C N A I L P M O C U B H U Y Q J
C C W B Z T X F E B N X Y Y W S W V U V
U X G Y E J O X X L I E K M R O J A E L
H Q T P J O F O O I N R W E R D K X S Y
K A R P G P E C P O A M D N K O L L T G
K L A I G C O A H N M R P U T T A Q I N
P W H N K T D P S S O B V A M U S N O A
B G C S O R E S B A A A E S G X K Y N H
V U A R K L K A W Y S I A H E E Y R S T
I Q P S E E X Y Q P A Q D N U I H C I I
V C S T H C H A A L S T C Z G E F N N F
P I E A S E K O J E A G K L A R Q S F Q
K L S R S Y M S T R C S S H Q X Y D O S
F U D I K F Z O I S X V E T P T Y R R X
G L S X T P N F N M N W D M X A F A M B
G I I O D O B B V R A T A D I Y V D A F
G T Z R W Q R L U D K X F O V Y V N T R
U D R S T J S S R E T U P M O C S A I K
T P U D S N C S H A R E U O Q V T T O N
V M C M K G E K A T S I M B V Y Q S N T
```

ANGRY	CHART	COMPLIANCE
COMPUTER	DATA	DESK
FLIRT	GOOF	INFORMATION
JOKES	LAUGH	MISTAKE
NOTES	ORDERS	PAGE
PROTOCOL	QUESTIONS	SHARE
SNARKY	SNIPPY	STANDARDS
TELEPHONE	VISITORS	IPAD

Nurse Word Search Puzzle #10
My favorite time of day: shift change!

```
O F A I S V W C O N C E R N S A T H F E
S I X T T F V F E E H S Y J K O H K M Z
U X N Q A Y N G Y X S B Z D L M G Q E G
G E O Q T P H B O I Z Y Y L E P I M R T
J J I L I R P S D F R E A I Q D N M A P
R W H E O X Z R O A Y O D D N A F P H C
M C M P N I K E G Q O R T O M Z Q T S H
E O I T S L T D R S E L T A N S E Y N A
T V N I U H S R M P E N K N T F I H S R
A E D N P F R O R C T T S R E I U Y Z G
C R Y A E N E R A J O D O D O I O Q O E
I A W L R Q P E V L R N B N L W T N Q E
N G L P V S O L G O S Y D B V F O A H X
U E F E I G R I C J N Z X I C S R Z P N
M C N R S M T E D U S F F C T H X V V M
M S P A O T R V K J E N B R U I Y Z Y T
O E U C R N Y E Q O H Y O A I I O T R Y
C L E Q N C G J A W F F F A T S U N O M
L V O E T C Y Z H K Y L C S I D M S F M
M Q P R O B L E M S U N A D H X Q A D C
```

CAREPLAN	CHARGE	COMMUNICATE
CONCERNS	CONDITION	COVERAGE
DAYS	DUTY	NIGHT
NOTES	ORDERS	PATIENT
PERDIEM	PROBLEMS	RECORDS
RELIEVE	REPORT	ROTATION
SHARE	SHIFT	STAFF
STATION	SUPERVISOR	WORKLOAD

Nurse Word Search Puzzle #11
RN doesn't stand for "Refreshments and Narcotics"

```
H D S R M T R A N Q U I L I Z E R U H J
F P U N P K P B V Q K S Y R I N G E D R
N C C W A N E S T H E T I C H Q X P E J
G M A O K C N N A R C O T I C T P R T U
C D Q P L Z K S D S A E F T D Q U K O F
H G R W S G B M A R W Y K W Y B H H X I
X H C U Y U L S R V E A Y P L G J M M M
N T K J G U L M W T W L L W L N B I P I
H Y C J K S T E P I L L I L O K Q K H Q
P P L Y A N A L G E S I C E O B A G A O
T A P H E P F O Q D C T H V F W K V R D
Q T I H A S U N O D O C A D D I C T M I
R C S N E H W Y J R F D F B A O P Y A S
R N L D T O E O A I F C M L L B F V C P
W S U Z K T S W S Q E R I M H E R V Y E
F M R E F R E S H M E N T V S I T S E N
V M E D I C A T I O N I G I C Q T X I S
S N A C K R O O M I Q J C A Y B C X N E
B Q J Q U O Y K L S O J Q L E R C U P B
L I D U Q C R E D K I D M R O P I O I D
```

ADDICT	ANALGESIC	ANESTHETIC
CAPSULE	COFFEE	DETOX
DISPENSE	DRUGS	MEDICATION
NARCOTIC	OPIOID	PAIN
PHARMACY	PILL	REFRESHMENT
RELIEF	SHOT	SNACK
SNACKROOM	SWALLOW	SYRINGE
TABLET	TRANQUILIZER	VIAL

Nurse Word Search Puzzle #12
Questions, directions, phone calls and assurance

```
G V E B M V R X J D W C O W W Z G H C O
Z M W W O R K S P A C E B X R X C L Q V
W M D A F U P C W J K W Y C J D G N V F
Y A I H A D I P O Y W W U H A A J D R Q
P N S K H M L N R M R E P O R T B H A Q
A A C B C C I S V O F I R B I C A L M N
X G U F K R R Q E B O H Q Y N D C U R
Q E S X H O B R E X Q L R C Q M C O J B
D R S R T I M A M P A B E T U I I Y I D
Y C A I O N S S A L Z H H M Q A L A R M
P N S R T F Y S I A S C D B S M A T Q G
G I S E E O S U L I F G Y S E Y R D U K
V S I C X R T R Y N E C A G E A K H E M
I W S E T M E A C A B X A I H W K V S Y
W K T P B A M N L P R P R C O D V K T I
Q L A T H T A C I D E M A N D I N G I W
A L N I A I T E E P K P I C P Z E D O K
O H C O N O I J N E X W Z S N F D X N T
X X E N S N C U T T E L E P H O N E S L
K X X I F O D I R E C T I O N S K F N W
```

ALARM	ASSISTANCE	ASSURANCE
CALM	CHART	CLIENT
COMFORT	DEMANDING	DIRECTIONS
DISCUSS	EMAIL	EXPLAIN
INFORMATION	MANAGER	PAGE
PROBLEMS	QUESTIONS	RECEPTION
REPORT	SYSTEMATIC	TELEPHONE
TEXT	VISITORS	WORKSPACE

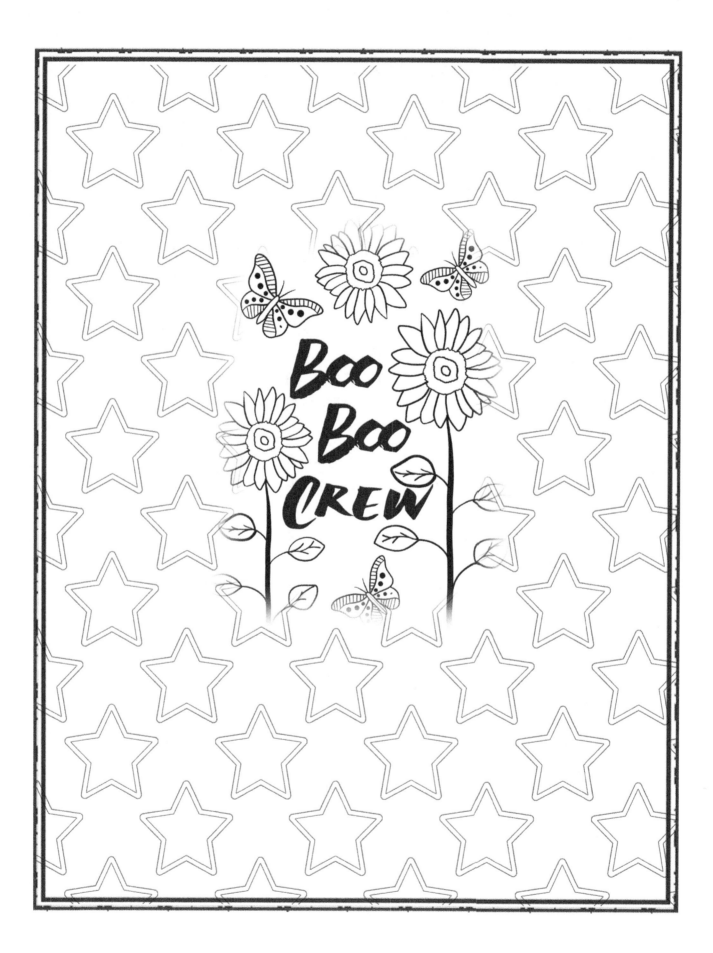

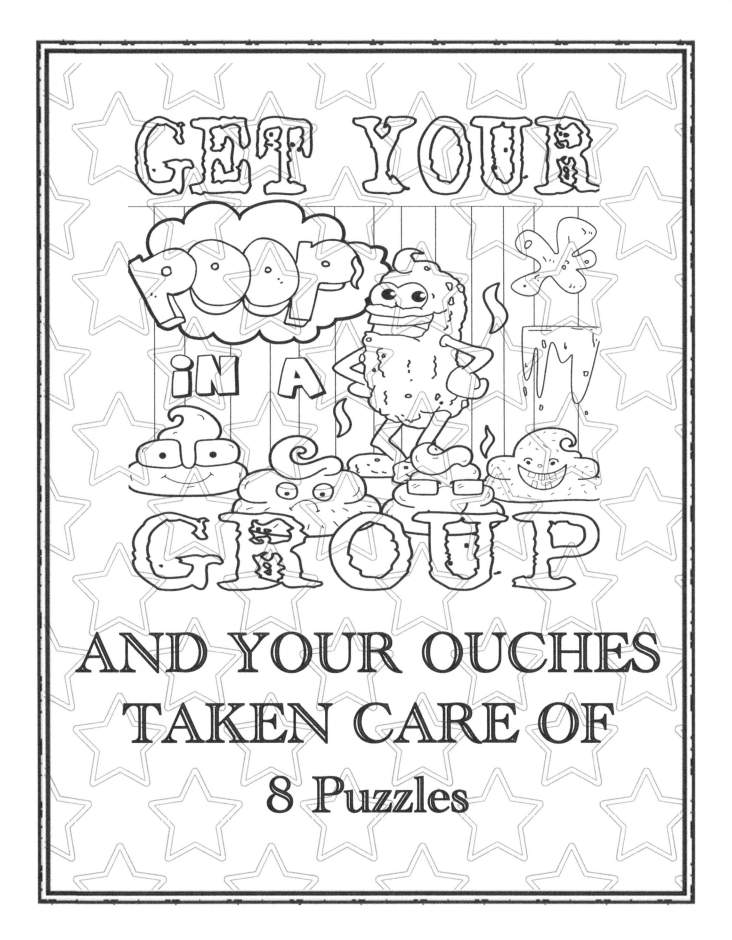

Nurse Word Search Puzzle #13
Your cup runneth over – but not the urine specimen cup

```
N N V P D A X A X P W M M P C U I Y B E
Z B A Q Y F R D N A C Z Z C R R Y D U P
I S E S J D N S E L Q Y Y Z B O K Z C E
S H K I S C U B B E K E I D X L I N L Z
N Y R O V X H O S S I L L T I O F O E F
C V D B B E Y A L D E L V P B G U S A R
O O E A R A G U S C R O B L W Y P L N L
N I H E J P R A E N S W U G I A X V C X
C D Y Q U R I N E D R X D K J O U V A K
E C D P T W A N A L Y S I S R P Z K T X
N R R I V O O A T S T I T R A T E A C E
T L A I Z Z N D M O U T J T D U F P H P
R E T C D A O E U S H F Q R O U T I N E
A E E L M J L Z J U G I Q C S M J I M S
T G D E H L S P E C I M E N V V Y Z J O
E J Z V Y P M E L P M A S A G R A E L K
D D I L U T E Q O I B J U S P I R T S E
D N T Z K C U F X B C U P E T H K P C N
X D R I P P I N G Y R O T A R O B A L X
Q Y I M T E L I O T V Z S H O O F C S A
```

ANALYSIS	CLEANCATCH	CLOUDY
CONCENTRATED	CUP	DEHYDRATED
DILUTE	DRIPPING	LABORATORY
NAME	PALE	ROUTINE
SAMPLE	SMELLY	SPECIMEN
STRIP	SUGAR	TITRATE
TOILET	URINE	UROLOGY
VOID	YELLOW	

Nurse Word Search Puzzle #14

I'm a nurse. It takes a ton to gross me out.

```
Z O I R P Y B L L M B C N F P T S P V D
F Z Y S S E C S B A C O H G U F W T O Q
E V B S Q E D M Y A B Z E D T Y R H F Z
K B E I U C P T P O O P L O O T S N G D
Q L M X M C H F S T H J P V S G T S S I
F O D F Q W U P S W E Q J B E E U U S A
S O O S R R K M G R M R S E X K P N R R
I D E T I M O V Z E O L N W B D D S K R
J G X Z J X Y E G J R I O B Q C I L M H
B I C Y E F A D P H R R A S H K U E O E
A N R W E N I R S U H A P P R B L F S A
R F E R G I Y O I S A Y X D Z W F J E K
F E M Q P A Q O U P G R X L W R L F P F
I C E J P N J L X U E J C O V H L Q T X
H T N I J G N G H T U V R R M Q N R I K
L E T C B L K X S U T I B U C E D Q C C
F D O Y V L N K F M B Z S V F H X W D B
D E X C O R I A T E D Y Q Q Q R D Y H X
C L S I P K Q E L P M I P K W U B T L Z
F M T N E M E C A L P S I D V N Q Z X J
```

ABSCESS	BARF	BLOOD
DECUBITUS	DIARRHEA	DISPLACEMENT
DROOL	EXCORIATED	EXCREMENT
FLUID	GUNK	HEMORRHAGE
INFECTED	MUCUS	PIMPLE
POOP	PUS	RASH
SEPTIC	SPUTUM	STOOL
URINE	VOMIT	

Nurse Word Search Puzzle #15
Do you discuss puke and poop during meals?

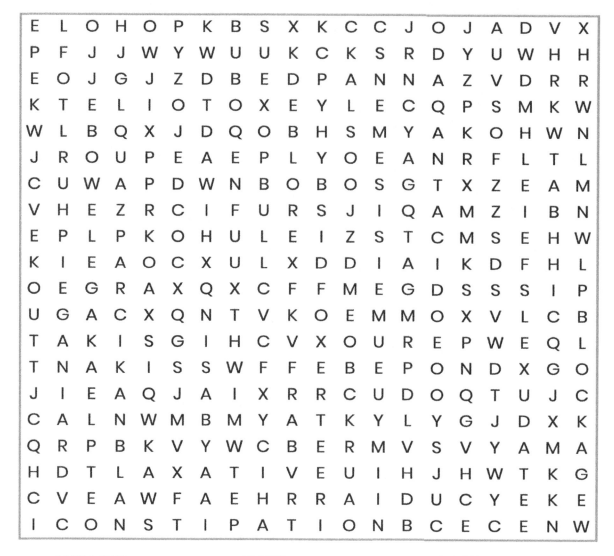

```
E L O H O P K B S X K C C J O J A D V X
P F J J W Y W U U K C K S R D Y U W H H
E O J G J Z D B E D P A N N A Z V D R R
K T E L I O T O X E Y L E C Q P S M K W
W L B Q X J D Q O B H S M Y A K O H W N
J R O U P E A E P L Y O E A N R F L T L
C U W A P D W N B O B O S G T X Z E A M
V H E Z R C I F U R S J I Q A M Z I B N
E P L P K O H U L E I Z S T C M S E H W
K I E A O C X U L X D D I A I K D F H L
O E G R A X Q X C F F M E G D S S S I P
U G A C X Q N T V K O E M M O X V L C B
T A K I S G I H C V X O U R E P W E Q L
T N A K I S S W F F E B E P O N D X G O
J I E A Q J A I X R R C U D O Q T U J C
C A L N W M B M Y A T K Y L Y G J D X K
Q R P B K V Y W C B E R M V S V Y A M A
H D T L A X A T I V E U I H J H W T K G
C V E A W F A E H R R A I D U C Y E K E
I C O N S T I P A T I O N B C E C E N W
```

ANTACID	BARF	BASIN
BEDPAN	BEDSORE	BLOCKAGE
BLOODY	BOWEL	CONSTIPATION
CRAP	CRAPOLA	DEBRIDEMENT
DIARRHEA	DRAINAGE	EMESIS
EXUDATE	FLUID	HURL
LAXATIVE	LEAKAGE	PISS
PUKE	TOILET	UPCHUCK
VOMIT		

Nurse Word Search Puzzle #16
Call 911 - or a code . . .

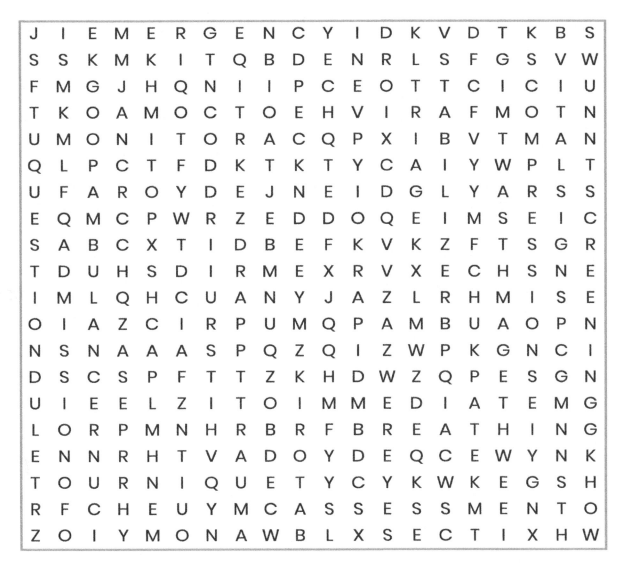

J I E M E R G E N C Y I D K V D T K B S
S S K M K I T Q B D E N R L S F G S V W
F M G J H Q N I I P C E O T T C I C I U
T K O A M O C T O E H V I R A F M O T N
U M O N I T O R A C Q P X I B V T M A N
Q L P C T F D K T K T Y C A I Y W P L T
U F A R O Y D E J N E I D G L Y A R S S
E Q M C P W R Z E D D O Q E I M S E I C
S A B C X T I D B E F K V K Z F T S G R
T D U H S D I R M E X R V X E C H S N E
I M L Q H C U A N Y J A Z L R H M I S E
O I A Z C I R P U M Q P A M B U A O P N
N S N A A A S P Q Z Q I Z W P K G N C I
D S C S P F T T Z K H D W Z Q P E S G N
U I E E L Z I T O I M M E D I A T E M G
L O R P M N H R B R F B R E A T H I N G
E N N R H T V A D O Y D E Q C E W Y N K
T O U R N I Q U E T Y C Y K W K E G S H
R F C H E U Y M C A S S E S S M E N T O
Z O I Y M O N A W B L X S E C T I X H W

ACCIDENT	ADMISSION	AMBU
AMBULANCE	ASSESSMENT	ASTHMA
BREATHING	COMPRESSIONS	EMT
EMERGENCY	HISTORY	IMMEDIATE
INTAKE	MONITOR	PARAMEDIC
QUESTION	RAPID	SCREENINC
STABILIZE	STRETCHER	TOURNIQUET
TRAUMA	TRIAGE	VITALSIGNS

Nurse Word Search Puzzle #17
Sprains, Breaks and Tears

```
E J E H P C R O L T B G M I R G Z B Q F
U N B B O N E A E X E R C I S E E T Y M
O S R L J P R I E I E B W M C P I N B V
O P A G E L I M B W A X B O X J E Y G T
Y Z A T R O P H Y O R T H O P E D I C S
J N I J N M E A S P R A I N O I E Z B P
W H E E L C H A I R B Q N R J T H F R I
U R F R A C T U R E R J C X Y Z K K A R
C N S T R E N G T H E N F A B G T R C E
O U C R U T C H E S A X V G S H R Q E P
M P Q L C M H B T P K R R K M T C E X L
P E W H R P E W E X W D R A V U A K H A
O Q N P L N J L N U H L A W Y S S V T C
U F L Y A M U S D U C M F T S C H C F E
N X R C U J Z A O M L C O S E S P X L M
D W E A Z N T M N G D N Z T Q P N N V E
P L H G L I G A M E N T L H I D D F Q N
E F A Y V J G Z T T A F X L S O H O F T
B Q B E I M M O B I L I Z E Z P N C O T
N U P R O S T H E T I C Y L S K H V J H
```

ATROPHY	BONE	BOOT
BRACE	BREAK	CANE
CAST	COMPOUND	CRUTCHES
EXERCISE	FRACTURE	IMMOBILIZE
LIGAMENT	LIMB	MOTION
MUSCLE	ORTHOPEDICS	PIN
PROSTHETIC	REHAB	REPLACEMENT
SPRAIN	STRENGTHEN	TENDON
WHEELCHAIR	XRAY	

Nurse Word Search Puzzle #18
Accident incoming . . .

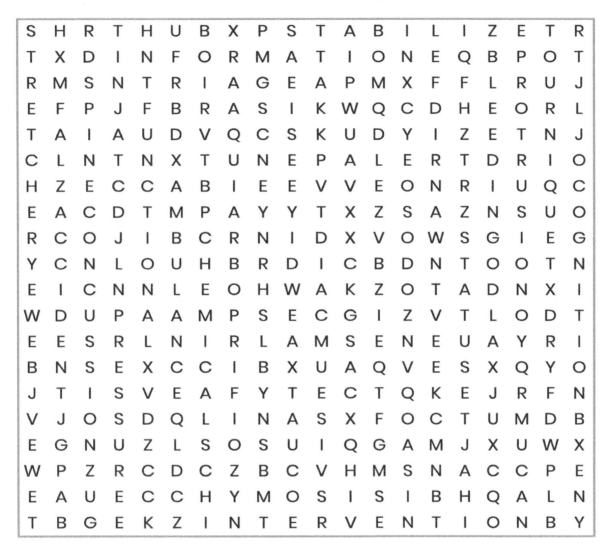

```
S  H  R  T  H  U  B  X  P  S  T  A  B  I  L  I  Z  E  T  R
T  X  D  I  N  F  O  R  M  A  T  I  O  N  E  Q  B  P  O  T
R  M  S  N  T  R  I  A  G  E  A  P  M  X  F  F  L  R  U  J
E  F  P  J  F  B  R  A  S  I  K  W  Q  C  D  H  E  O  R  L
T  A  I  A  U  D  V  Q  C  S  K  U  D  Y  I  Z  E  T  N  J
C  L  N  T  N  X  T  U  N  E  P  A  L  E  R  T  D  R  I  O
H  Z  E  C  C  A  B  I  E  E  V  V  E  O  N  R  I  U  Q  C
E  A  C  D  T  M  P  A  Y  Y  T  X  Z  S  A  Z  N  S  U  O
R  C  O  J  I  B  C  R  N  I  D  X  V  O  W  S  G  I  E  G
Y  C  N  L  O  U  H  B  R  D  I  C  B  D  N  T  O  O  T  N
E  I  C  N  N  L  E  O  H  W  A  K  Z  O  T  A  D  N  X  I
W  D  U  P  A  A  M  P  S  E  C  G  I  Z  V  T  L  O  D  T
E  E  S  R  L  N  I  R  L  A  M  S  E  N  E  U  A  Y  R  I
B  N  S  E  X  C  C  I  B  X  U  A  Q  V  E  S  X  Q  Y  O
J  T  I  S  V  E  A  F  Y  T  E  C  T  Q  K  E  J  R  F  N
V  J  O  S  D  Q  L  I  N  A  S  X  F  O  C  T  U  M  D  B
E  G  N  U  Z  L  S  O  S  U  I  Q  G  A  M  J  X  U  W  X
W  P  Z  R  C  D  C  Z  B  C  V  H  M  S  N  A  C  C  P  E
E  A  U  E  C  C  H  Y  M  O  S  I  S  I  B  H  Q  A  L  N
T  B  G  E  K  Z  I  N  T  E  R  V  E  N  T  I  O  N  B  Y
```

ACCIDENT	ACE	ALERT
AMBULANCE	BACKBOARD	BANDAGE
BLEEDING	CHEMICAL	COGNITION
CONCUSSION	CONTUSION	ECCHYMOSIS
FUNCTIONAL	HEMATOMA	INFORMATION
INJURY	INTERVENTION	PRESSURE
PROTRUSION	SPINE	STABILIZE
STATUS	STRETCHER	TOURNIQUET
TRIAGE		

Nurse Word Search Puzzle #19
Routine Testing

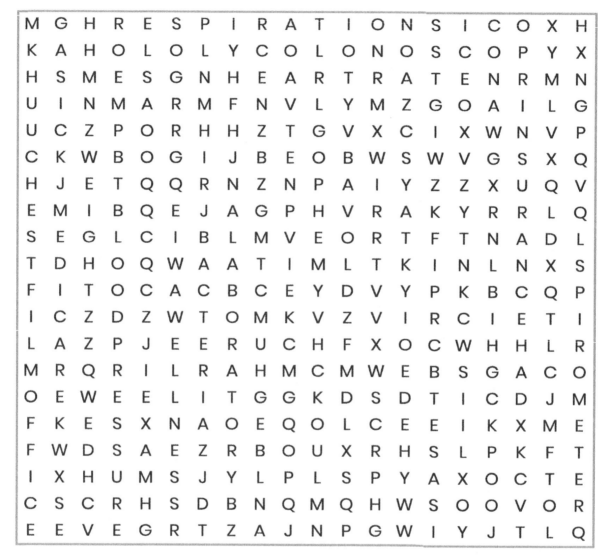

M G H R E S P I R A T I O N S I C O X H
K A H O L O L Y C O L O N O S C O P Y X
H S M E S G N H E A R T R A T E N R M N
U I N M A R M F N V L Y M Z G O A I L G
U C Z P O R H H Z T G V X C I X W N V P
C K W B O G I J B E O B W S W V G S X Q
H J E T Q Q R N Z N P A I Y Z Z X U Q V
E M I B Q E J A G P H V R A K Y R R L Q
S E G L C I B L M V E O R T F T N A D L
T D H O Q W A A T I M L T K I N L N X S
F I T O C A C B C E Y D V Y P K B C Q P
I C Z D Z W T O M K V Z V I R C I E T I
L A Z P J E E R U C H F X O C W H H L R
M R Q R I L R A H M C M W E B S G A C O
O E W E E L I T G G K D S D T I C D J M
F K E S X N A O E Q O L C E E I K X M E
F W D S A E Z R B O U X R H S L P K F T
I X H U M S J Y L P L S P Y A X O C T E
C S C R H S D B N Q M Q H W S O O V O R
E E V E G R T Z A J N P G W I Y J T L Q

BACTERIA
CHESTFILM
HEARING
INSURANCE
MEDICARE
PELVIC
RESPIRATIONS
WEIGHT

BLOODPRESSURE
COLONOSCOPY
HEARTRATE
LABORATORY
MEMORY
PHYSICAL
SPIROMETER
WELLNESS

BLOODWORK
EXAM
HEIGHT
MAMMOGRAM
OFFICE
PULSE
VISION

Nurse Word Search Puzzle #20
Body parts and organs

```
P  R  R  L  J  F  Y  R  V  S  A  E  R  C  N  A  P  D  U  F
S  K  D  I  A  P  H  R  A  G  M  S  S  D  G  P  N  A  U  K
Q  Y  D  Y  R  E  D  D  A  L  B  L  L  A  G  P  Q  L  Q  A
N  K  I  H  D  N  S  G  T  O  T  F  L  R  Z  E  T  O  Q  U
A  Y  Y  P  I  I  C  B  E  W  O  R  K  X  Y  N  G  G  W  E
W  T  P  P  I  K  V  P  J  B  A  B  N  I  E  D  F  G  V  N
S  K  K  Y  D  S  F  Z  G  E  K  Z  E  Y  B  I  A  M  B  I
L  T  R  E  K  S  C  S  E  D  P  P  E  A  S  X  Y  I  Y  T
P  K  O  Z  R  N  O  L  O  C  I  N  U  R  E  F  N  J  T  S
R  Y  O  M  S  G  K  I  M  X  H  S  N  Y  I  H  K  J  B  E
O  U  I  S  A  N  T  L  Z  O  G  S  E  I  H  L  C  Z  X  T
S  X  L  U  A  C  P  H  B  S  D  B  R  E  A  S  T  A  H  N
T  O  Y  G  A  A  H  E  A  C  G  L  A  X  V  W  M  G  R  I
A  O  U  A  F  I  K  A  B  Y  M  R  R  K  X  I  U  N  M  T
T  T  E  H  F  B  K  D  I  H  T  R  T  S  A  A  T  O  X  X
E  H  S  P  I  N  E  G  R  V  I  U  U  B  B  S  C  J  P  D
Z  T  A  O  S  G  N  U  L  F  S  N  I  S  U  R  E  T  U  E
N  U  Z  S  O  P  T  P  V  X  Y  E  N  D  I  K  R  I  G  C
O  O  P  E  Q  A  J  A  X  X  C  R  S  E  N  I  A  R  B  I
K  M  J  N  Z  C  R  U  F  U  E  O  L  I  V  E  R  W  T  T
```

ANKLE	APPENDIX	BRAIN
BREAST	COLON	DIAPHRAGM
EAR	ESOPHAGUS	EYE
GALLBLADDER	HEAD	HEART
INTESTINE	KIDNEY	KNEE
LIVER	LUNGS	MOUTH
PANCREAS	PROSTATE	RECTUM
SKIN	SPINE	STOMACH
TRACHEA	UTERUS	

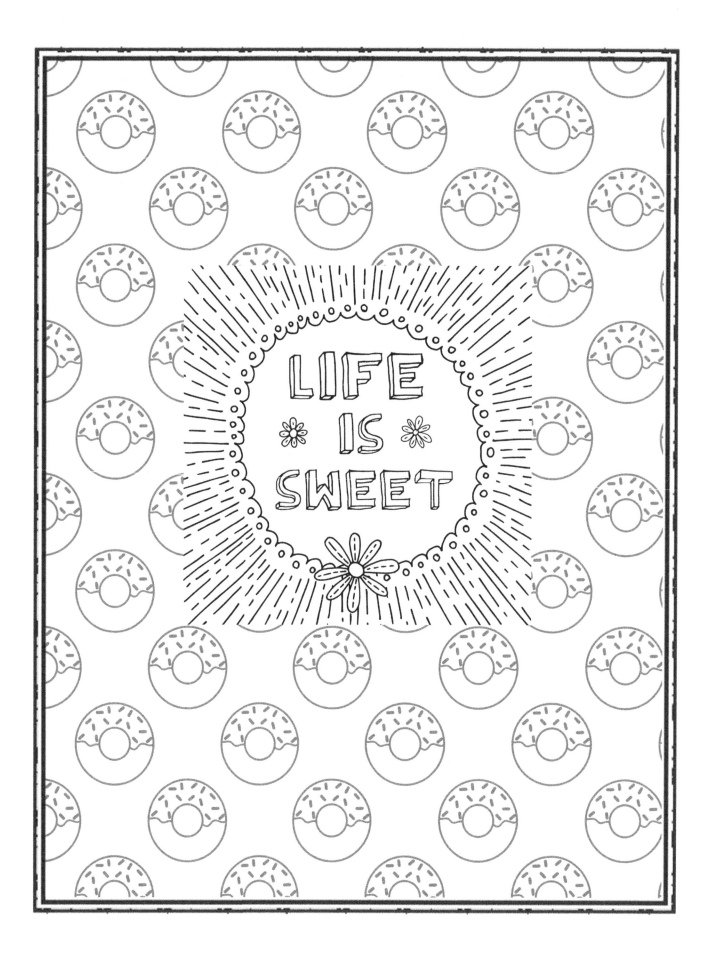

DO YOU HAVE ORANGE JELLO?

4 Puzzles

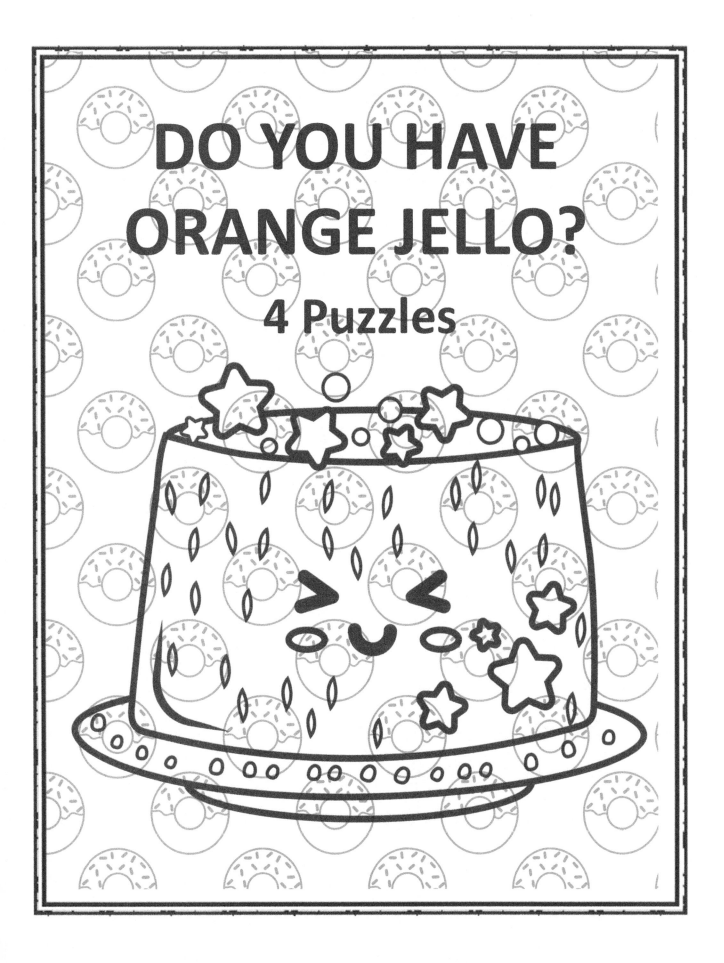

Nurse Word Search Puzzle #21
Patient snacks – Graham Crackers anyone?

```
R V R E W R U O R A N G E J U I C E Z S
E R A B A L O N A R G F F Y H K X J K A
K E S M O O T H I E I Q U H V L A B L G
C P T I J E L L Y E C W B V E C W X I E
A P U C T I U R F R T J H E O F W F M U
R O I L S H E R B E T O U T S R B K L U
C I Z L G K O U Y E T K V S F E E N K I
M E G P V I T K S E E R A A J M E O K G
A A N N L T Z P A A G F N O A D O H J J
H U I A E N B X Z E E J F T U E M X C E
A D D R X D O N C N T S N O L B X M X C
R Z D B Y A E B O R E V R N C O Q S X U
G M U Q T K N O F N B J M Q L N C Y I A
N B P M S D D Q I K X N H L E X S S T S
Y H E Z T A Y T Z Q V K E B V V M M N E
I A F C N C L E T K G J I L Q I G R T L
L M C R C A D B I S C U I T N O R D I P
G H O Z S W G C O C O A E S R E D U D P
X L A W H V Q S L E Z T E R P Q M J J A
C U P R C G I N G E R A L E Y N H B O D
```

APPLESAUCE   BISCUIT   BUTTER
CHEESE   COCOA   COFFEE
FRUITCUP   GINGERALE   GRAHAMCRACKER
GRANOLABAR   JELLO   JELLY
LORNADOONE   MILK   OATMEAL
ORANGEJUICE   OREO   PRETZELS
PUDDING   SALTINES   SHERBET
SMOOTHIE   TEA   TOAST

Nurse Word Search Puzzle #22
Grab a snack between patients

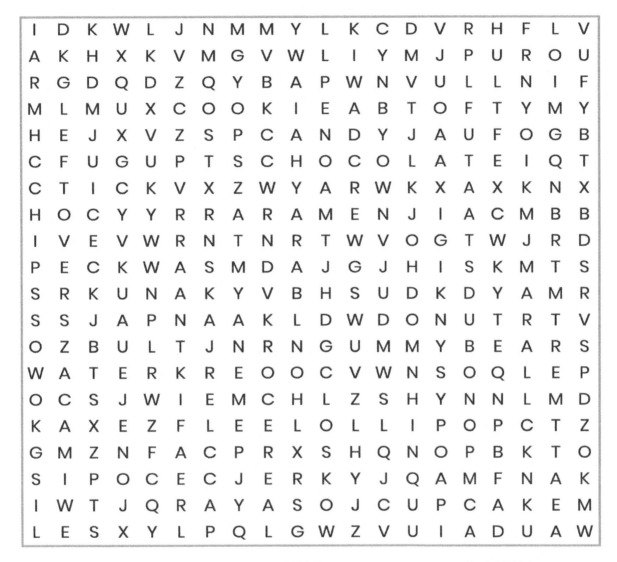

```
I  D  K  W  L  J  N  M  M  Y  L  K  C  D  V  R  H  F  L  V
A  K  H  X  K  V  M  G  V  W  L  I  Y  M  J  P  U  R  O  U
R  G  D  Q  D  Z  Q  Y  B  A  P  W  N  V  U  L  L  N  I  F
M  L  M  U  X  C  O  O  K  I  E  A  B  T  O  F  T  Y  M  Y
H  E  J  X  V  Z  S  P  C  A  N  D  Y  J  A  U  F  O  G  B
C  F  U  G  U  P  T  S  C  H  O  C  O  L  A  T  E  I  Q  T
C  T  I  C  K  V  X  Z  W  Y  A  R  W  K  X  A  X  K  N  X
H  O  C  Y  Y  R  R  A  R  A  M  E  N  J  I  A  C  M  B  B
I  V  E  V  W  R  N  T  N  R  T  W  V  O  G  T  W  J  R  D
P  E  C  K  W  A  S  M  D  A  J  G  J  H  I  S  K  M  T  S
S  R  K  U  N  A  K  Y  V  B  H  S  U  D  K  D  Y  A  M  R
S  S  J  A  P  N  A  A  K  L  D  W  D  O  N  U  T  R  T  V
O  Z  B  U  L  T  J  N  R  N  G  U  M  M  Y  B  E  A  R  S
W  A  T  E  R  K  R  E  O  O  C  V  W  N  S  O  Q  L  E  P
O  C  S  J  W  I  E  M  C  H  L  Z  S  H  Y  N  N  L  M  D
K  A  X  E  Z  F  L  E  E  L  O  L  L  I  P  O  P  C  T  Z
G  M  Z  N  F  A  C  P  R  X  S  H  Q  N  O  P  B  K  T  O
S  I  P  O  C  E  C  J  E  R  K  Y  J  Q  A  M  F  N  A  K
I  W  T  J  Q  R  A  Y  A  S  O  J  C  U  P  C  A  K  E  M
L  E  S  X  Y  L  P  Q  L  G  W  Z  V  U  I  A  D  U  A  W
```

ALMONDS	APPLE	BANANA
CANDY	CEREAL	CHIPS
CHOCOLATE	COOKIE	CUPCAKE
DONUT	GUMMYBEARS	JAVA
JERKY	JUICE	KITKAT
LEFTOVERS	LOLLIPOP	MUFFIN
PASTRY	RAMEN	ROLL
TOFFEE	WATER	

Nurse Word Search Puzzle #23
Lousy food on the patient's tray

```
K A V J N R D Q A S T R I N G B E A N S
V I U L I S U C C O T A S H D V X R W I
K M U C H S V T W H I T E F I S H O I C
V M E O I A M A E R C E C I Q D J Q J H
D A S I G T S G O B J S A L A D D V M I
E C E S P O F Q X S O U P Q U S J E E C
J A N U P A P U D D I N G C K F A F W K
F R U X O S G E Q Q P S M Y T K A I E
N O R F T T B D E B D G T B L O D X R N
A N P A A J L C A L F G R O W N G G R P
J I G N T S D P C L F E A J Z M O U H S
P G S U O Y R P W E O F O H L Q O C R R
O Q A Q E N Q E J U K A A T K P I O E T
Q Z F L S E Q O K R O L L W A W Z O X E
B K H G C K Y E V C L V Y Z D M D B P P
F S E K A C N A P J A E P N B W O C C Z
S S Z Q F I J D E C G R A F I M Z T M G
L P R H R H S V H R H S C U C V H I N K
O V P P H C J Z L O T U N A S A L A D X
T J N Y D R A T S U C J B J N T C J H V
```

CHICKEN	CRACKERS	CUSTARD
EGGS	ICECREAM	MACARONI
MEATLOAF	PANCAKES	POTATOES
PRUNES	PUDDING	RICE
ROLL	SALAD	SANDWICH
SOUP	STRINGBEANS	SUCCOTASH
TOAST	TOMATO	TUNASALAD
WAFFLE	WHITEFISH	YOGURT

Nurse Word Search Puzzle #24
Someone brought in food

```
Y  X  S  Y  E  O  Q  Y  I  S  E  I  K  O  O  C  G  X  H  B
G  G  R  F  L  V  R  S  Z  Z  S  N  R  O  C  P  O  P  U  D
B  V  E  J  O  Z  Q  N  E  C  A  S  A  L  A  M  I  C  Q  Z
P  T  V  Z  R  O  P  E  H  S  I  N  A  D  P  N  K  O  R  N
J  C  O  V  E  X  H  I  S  N  B  U  E  F  S  U  U  O  K  M
J  L  T  C  S  I  O  N  E  E  G  Q  P  R  D  I  V  E  T  T
G  Y  F  S  S  S  V  A  Z  L  E  T  E  U  G  C  G  S  U  L
E  Z  E  O  A  O  X  C  F  V  Z  H  Z  I  E  U  A  L  W  R
C  G  L  D  C  C  O  T  F  N  B  Y  C  T  Z  B  A  N  F  D
R  G  L  A  T  K  P  R  E  T  Z  E  L  S  O  S  D  O  D  S
O  W  O  D  E  L  T  T  I  R  B  T  U  N  A  E  P  H  O  Y
I  Q  U  I  C  H  E  O  H  X  D  B  A  G  E  L  S  F  Z  B
S  N  X  G  P  U  A  J  C  Z  Q  Y  N  D  H  X  N  T  G  G
S  P  U  B  B  B  L  A  M  Y  H  A  H  N  D  P  A  G  X  R
A  M  A  N  Z  R  K  D  Q  A  X  F  F  A  B  C  G  D  R  X
N  O  E  U  E  E  C  Q  D  Z  Q  S  T  K  O  D  V  C  P  M
T  E  U  C  S  A  Z  D  T  Z  W  S  P  S  P  T  V  K  M  S
Q  S  J  N  N  D  R  F  A  I  A  C  P  I  C  T  B  H  U  Y
K  M  E  U  J  M  N  U  A  P  B  K  R  T  H  V  L  O  W  H
S  A  U  S  A  G  E  X  I  G  G  X  D  N  C  C  X  E  A  O
```

BAGELS	BREAD	CAKE
CANDY	CASSEROLE	CHEESE
CHIPS	COKE	COOKIES
CROISSANT	DANISH	FRUIT
LASAGNA	LEFTOVERS	PASTA
PEANUTBRITTLE	PIE	PIZZA
POPCORN	PRETZELS	QUICHE
SALAMI	SAUSAGE	SODA
TACOS		

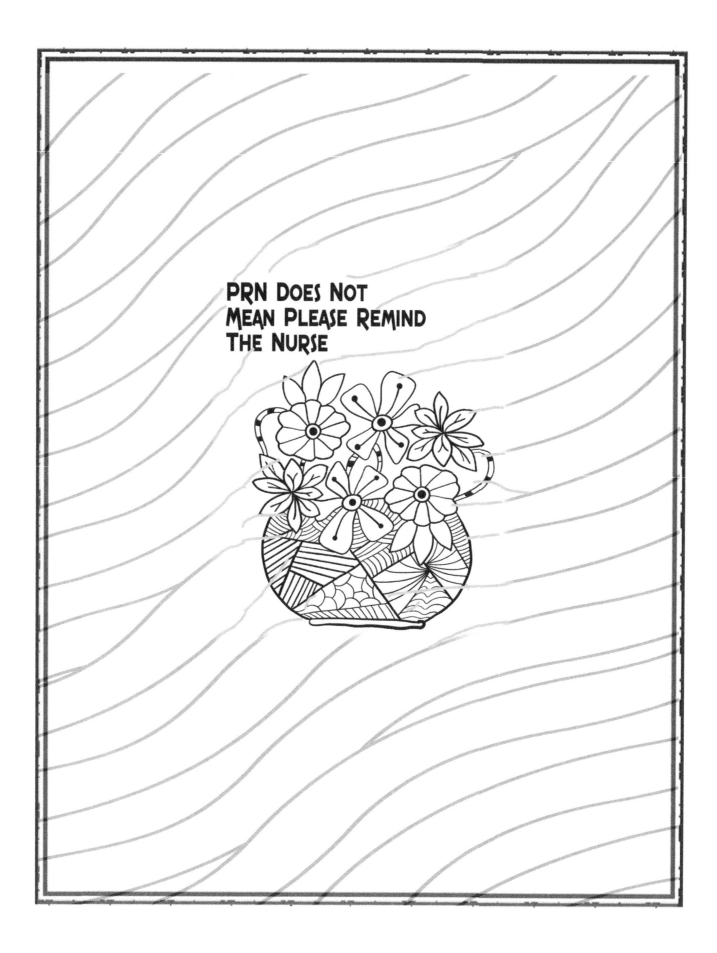

PRN DOES NOT
MEAN PLEASE REMIND
THE NURSE

NURSE SLANG, WORD TWISTS & ABBREVIATIONS

8 Puzzles

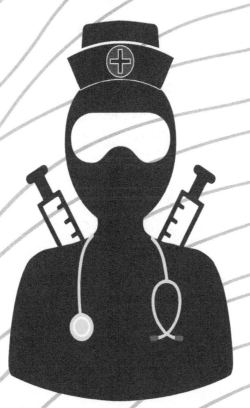

Rescue Ninja

Nurse Word Search Puzzle #25
Words and phrases that rhyme with nurse

```
X D A T L L H B J C Z Q T K V J R G S B
G I K B S T F C T V M K H X R Q E V J R
K S T P H D I U U M X M L X J S V M M Y
E B C N E Y R C Q R N F P D R F E Q X F
D U C I A B C L D C S E U E M I R P S F
T R Z N R L U O W O H E V B G C S A F E
T S H V S H T C E S Z A A M M T E A D K
K E F E E P H Z A R R X D T K E G L Q Y
R J L R P G U E C T C W V B Z R M G W O
T J N S J L S R E Y P E E Z I S Y G E F
A H S E D R R S S H C B R P M E X W R G
B J B H E T R H U E R Y S W K F W J H X
Q E Z V E E S Y E J L F E A U V A N E H
G Y R D P C X S I M M E R S E O H K B J
K E T S S E R T T R A N S V E R S E N K
P N I I S E T B F P P S O O J C V F U V
M D G R V W P T K I V Q I Y D B Z I B Q
W M O K U B U O A I Y C K L M X M T G Z
B W X R E H E A R S E C O N V E R S E R
E E K X F F K E J F F P P H C B C Y I W
```

ADVERSE	COERCE	CONVERSE
CURSE	DISBURSE	DISPERSE
HEARSE	IMMERSE	INVERSE
PERVERSE	PURSE	REHEARSE
REVERSE	TERSE	TRANSVERSE
TRAVERSE	VERSE	WORSE

Nurse Word Search Puzzle #26

Words with the letters N U R S E plus one more

```
G V C T B G B O A K Q Y N W J K N I J P
E T Y E S R E N U T R U D U E S G V T D
M N P R W E F C U L C E E I R I E B G B
W D Y U E R U Y F F J O R A S G I Y Y
X P S S E N R U R F C S C E N O E W X T
Y R L N G S U U N S C W E F H S J R Y U
L G H I J U B P S I I W I S T X U H I Y
W K M D G R H Y R V P N W P R U N E S F
K L V M L E W B G C C M E Y J U M V C S
B X M W X B Q J W V U B X L K C N V N N
F L K Q O X P R X C R Z R P V Y A E L U
R Y W I B K S U N D E R T O E D M W R R
S I P U N S U R E U P B H A U U V U E S
A U F O S R H W E S N W V P R E C K N E
V I E X E C K G V T S R L N T S N Q S D
W C R R V G Q P E P K L E B L M Q S U I
M X U E D L P W W Z T U S S M M A O R C
F N T W M E C L X M J O S J T Q Y V E T
S G S E N I R U J U E Z I V V Y R P S F
D G A E I B N Q Q C B Q X A I W Q N S K
```

ENSURE	ENSURES	INSURE
INURES	NURSED	NURSER
NURSES	PRUNES	QUERNS
RERUNS	ROUENS	RUMENS
SUNDER	TUNERS	UNREST
UNSURE	URINES	URSINE

Nurse Word Search Puzzle #27
Nurse Slang can be pretty amusing

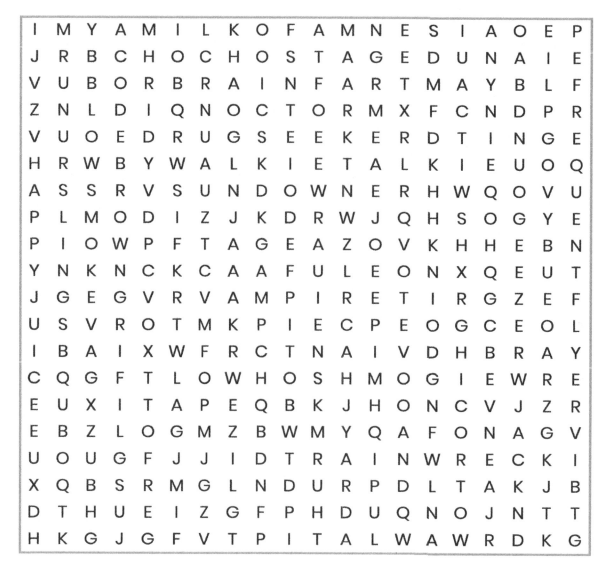

I M Y A M I L K O F A M N E S I A O E P
J R B C H O C H O S T A G E D U N A I E
V U B O R B R A I N F A R T M A Y B L F
Z N L D I Q N O C T O R M X F C N D P R
V U O E D R U G S E E K E R D T I N G E
H R W B Y W A L K I E T A L K I E U O Q
A S S R V S U N D O W N E R H W Q O V U
P L M O D I Z J K D R W J Q H S O G Y E
P I O W P F T A G E A Z O V K H H E B N
Y N K N C K C A A F U L E O N X Q E U T
J G E G V R V A M P I R E T I R G Z E F
U S V R O T M K P I E C P E O G C E O L
I B A I X W F R C T N A I V D H B R A Y
C Q G F T L O W H O S H M O G I E W R E
E U X I T A P E Q B K J H O N C V J Z R
E B Z L O G M Z B W M Y Q A F O N A G V
U O U G F J J I D T R A I N W R E C K I
X Q B S R M G L N D U R P D L T A K J B
D T H U E I Z G F P H D U Q N O J N T T
H K G J G F V T P I T A L W A W R D K G

BM	BLOWSMOKE	BRAINFART
CHOCHOSTAGE	CODEBROWN	DTING
DIVA	DRUGSEEKER	ETOH
FREQUENTFLYER	GEEZER	HAPPYJUICE
MILKOFAMNESIA	NOCTOR	NURSLINGS
PITA	SUNDOWNER	TRAINWRECK
VAMPIRE	VITAMINH	VITAMINP
WALKIETALKIE		

Nurse Word Search Puzzle #28
Page the . . .

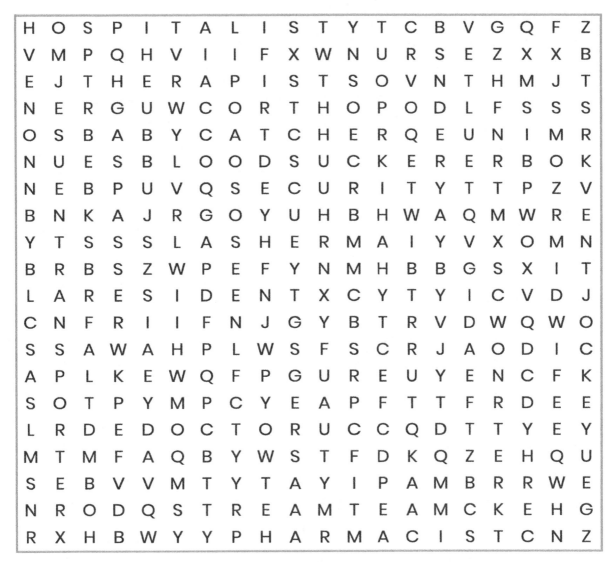

```
H O S P I T A L I S T Y T C B V G Q F Z
V M P Q H V I I F X W N U R S E Z X X B
E J T H E R A P I S T S O V N T H M J T
N E R G U W C O R T H O P O D L F S S S
O S B A B Y C A T C H E R Q E U N I M R
N U E S B L O O D S U C K E R E R B O K
N E B P U V Q S E C U R I T Y T T P Z V
B N K A J R G O Y U H B H W A Q M W R E
Y T S S L A S H E R M A I Y V X O M N
B R B S Z W P E F Y N M H B B G S X I T
L A R E S I D E N T X C Y T Y I C V D J
C N F R I I F N J G Y B T R V D W Q W O
S S A W A H P L W S F S C R J A O D I C
A P L K E W Q F P G U R E U Y E N C F K
S O T P Y M P C Y E A P F T T F R D E E
L R D E D O C T O R U C C Q D T T Y E Y
M T M F A Q B Y W S T F D K Q Z E H Q U
S E B V M T Y T A Y I P A M B R R W E
N R O D Q S T R E A M T E A M C K E H G
R X H B W Y Y P H A R M A C I S T C N Z
```

AIDE	BABYCATCHER	BABYDOC
BLOODSUCKER	CUTTER	DOCTOR
GASPASSER	HOSPITALIST	MIDWIFE
NURSE	ORTHOPOD	PHARMACIST
PSYCHIATRIST	RESIDENT	SECURITY
SLASHER	STREAMTEAM	SUPERVISOR
TEAM	THERAPIST	TRANSPORTER
VENTJOCKEY		

Nurse Word Search Puzzle #29
Specialists, not GPs

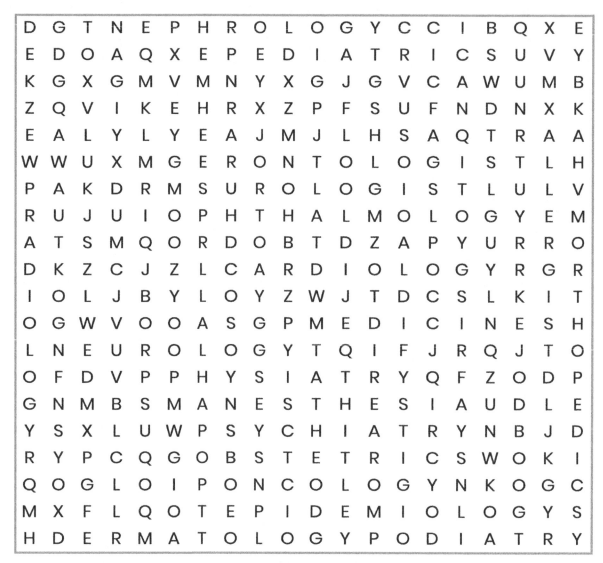

```
D G T N E P H R O L O G Y C C I B Q X E
E D O A Q X E P E D I A T R I C S U V Y
K G X G M V M N Y X G J G V C A W U M B
Z Q V I K E H R X Z P F S U F N D N X K
E A L Y L Y E A J M J L H S A Q T R A A
W W U X M G E R O N T O L O G I S T L H
P A K D R M S U R O L O G I S T L U L V
R U J U I O P H T H A L M O L O G Y E M
A T S M Q O R D O B T D Z A P Y U R R O
D K Z C J Z L C A R D I O L O G Y R G R
I O L J B Y L O Y Z W J T D C S L K I T
O G W V O O A S G P M E D I C I N E S H
L N E U R O L O G Y T Q I F J R Q J T O
O F D V P P H Y S I A T R Y Q F Z O D P
G N M B S M A N E S T H E S I A U D L E
Y S X L U W P S Y C H I A T R Y N B J D
R Y P C Q G O B S T E T R I C S W O K I
Q O G L O I P O N C O L O G Y N K O G C
M X F L Q O T E P I D E M I O L O G Y S
H D E R M A T O L O G Y P O D I A T R Y
```

ALLERGIST   ANESTHESIA   AUDIOLOGY
CARDIOLOGY   DERMATOLOGY   EPIDEMIOLOGY
GERONTOLOGIST   MEDICINE   NEPHROLOGY
NEUROLOGY   OBSTETRICS   ONCOLOGY
OPHTHALMOLOGY   ORTHOPEDICS   PEDIATRICS
PHYSIATRY   PODIATRY   PSYCHIATRY
RADIOLOGY   SURGERY   UROLOGIST

Nurse Word Search Puzzle #30
Acronyms and Abbreviations

```
P F J U M H N P N D P B L Q M S C W V W
T N S A B E I T H X B L K H A P G N Y D
E K X T F E D N T W Q U M A H R X D B A
K A X T S U C S P G V A V F M W D X Z U
N C G N V F G S W O B W Y J X B B J W D
P U U E W G Z D A M C W P W O T R T C Y
L J Y J T C U S T G W X S I I J A P G F
T D Q X P L E H K O E D Q B L L B A V S
N O A Y I H N O C T K E H U F S O X P E
Y R D D V G M J W B I C D W V K H K K F
A H R O M G Y I A S V Z D P T D F M W I
V C X X K L D A X C P J N U A A Y P U M
G J X K S F J Y S U S X M G R J X A X M
E T M B M R X V X S B L E J I S O L R U
E A N B X H T A C Z F L W B M H I O M U
L L S G L Q E M P A P O E N G K E L S A
A W U Y T W I J A K N O E P W U T Q C N
V C S M O R Q R T M Z O Y O M G W N Q V
U Y F V H S W X I B P T O A O O J U D M
X M K A C Q H N Q A V C U Y B L O D P M
```

ABD	ADL	AMB
CATH	CVA	DC
EEG	EKG	FBS
FX	GI	GTT
HOB	ISOL	MEDS
NOCT	NPO	PT
ROM	RX	WC

Nurse Word Search Puzzle #31
Medical Shorthand - Orders and Diagnoses

```
F  L  V  S  C  Y  S  T  C  W  S  R  M  O  R  L  F  O  L  Y
P  P  C  A  A  U  O  M  U  J  W  E  A  T  D  Z  Y  G  H  O
N  W  C  U  G  A  K  T  Y  L  E  T  K  V  O  S  D  R  M  Q
H  S  I  F  I  O  B  P  O  Q  M  P  R  B  K  G  F  C  N  A
S  K  P  W  T  D  V  P  A  Y  N  K  Y  P  Q  P  D  O  A  Q
H  E  H  A  U  N  N  X  K  S  Z  K  E  J  F  X  A  K  M  Q
I  Z  N  H  U  D  U  R  N  G  N  Q  E  D  S  F  N  X  I  M
R  C  T  A  G  V  U  M  W  P  N  E  V  V  H  R  F  B  D  D
N  C  J  Y  S  V  U  B  B  T  G  A  T  Y  N  T  L  X  B  V
S  L  Q  Z  K  O  O  S  C  S  T  H  M  G  W  J  J  Q  Y  U
P  P  S  J  T  O  P  N  Y  D  Z  X  R  E  T  U  Q  Z  V  H
B  M  A  D  G  W  J  D  I  H  D  L  X  X  Q  T  Y  M  Z  B
X  J  E  N  U  K  L  S  S  X  O  K  H  P  H  X  M  W  H  D
N  R  P  O  I  O  D  A  C  N  C  L  W  O  J  H  H  R  N  H
Q  L  I  A  F  E  E  J  S  G  N  I  W  N  L  C  B  A  O  G
C  M  O  Q  T  O  M  J  W  B  Y  S  X  I  H  C  P  W  G  V
Y  C  N  T  C  F  N  C  E  G  E  T  M  F  X  R  J  U  D  K
H  D  P  F  X  A  I  L  Z  D  O  A  T  S  M  F  I  T  L  B
A  F  O  A  G  V  G  X  O  S  A  T  U  S  S  G  P  L  E  N
Z  P  M  P  G  L  A  N  K  X  K  G  J  K  E  H  Y  J  C  H
```

AC	BP	CHF
DNR	DOA	DX
EEG	HR	MI
NG	NPO	OOB
PC	PICC	PTSD
RBC	ROM	RX
STAT	VS	WBC

Nurse Word Search Puzzle #32
The patient is in . . .

```
L D V L Q R J B C O S I S T D Z X J M T
E W Z N U L A Z Z I I M O Y Y U N L E D
A M S V E H I H L P U W I Q U M T J P K
C P C Q E T Z J I D J N T R A N S I T D
T L C D E U A X P N E B N A U K A E M B
Y A F F F K I C U U T C S D U Y H I C I
S D O S M E S E D C S A E X G Y L A B A
G M Y H Z I P U Q I G T K O D C S Q X T
Z I H U X A N N F N P Z L E P U O B Y X
Q S A C U I T X P H D O K F J C L Y Z E
F S Q C T I I R T V I U C L B I A P B V
K I I F X M K R P D B C I J E P R B H F
B O W F V F U K A X Y E I I N R I H Z E
V N O R O W O R Y C K K K B B X U R E Q
V G Z G X Y D Z Y V P I T P S F M F P G
Y O Y Q O Y J C X C A T S C A N P R U F
E D Y F P A M R I L M N H M R O E Y H T
J X K G V R G S A C I N I L C O Q J Y A
F Y G L J X L N Q W B J W A P T E Y T V
I R O H R O H T D N T H X S K V J T C U
```

ADMISSION	CATSCAN	CCU
CLINIC	ED	ER
ICU	INTAKE	LAB
MRI	NICU	OR
PICU	PT	PREOP
RR	RADIOLOGY	SOLARIUM
TRANSIT	UNIT	XRAY

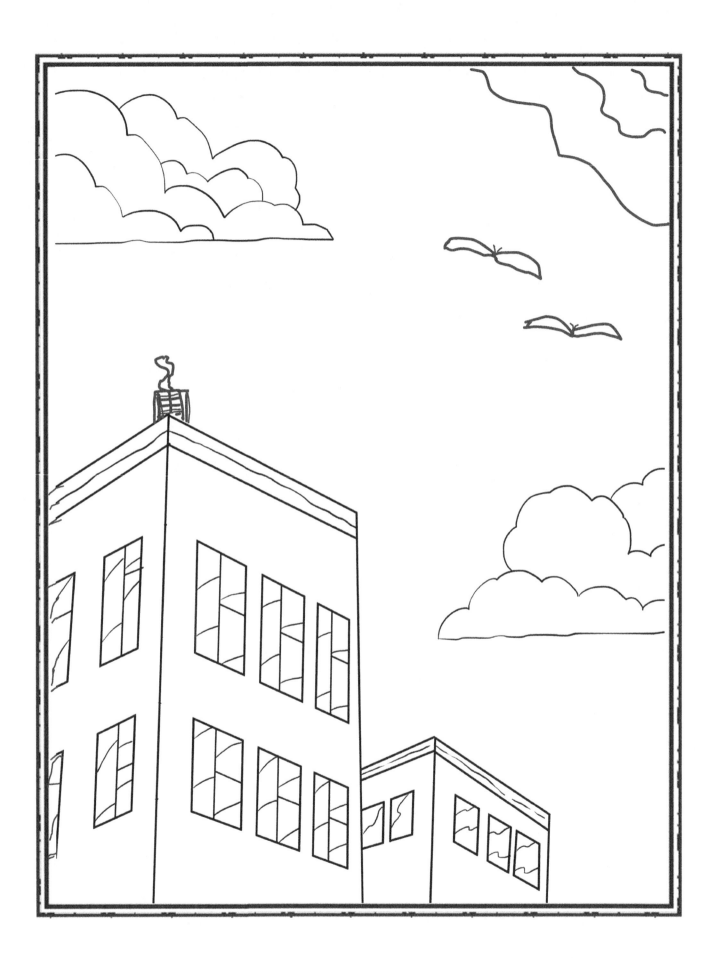

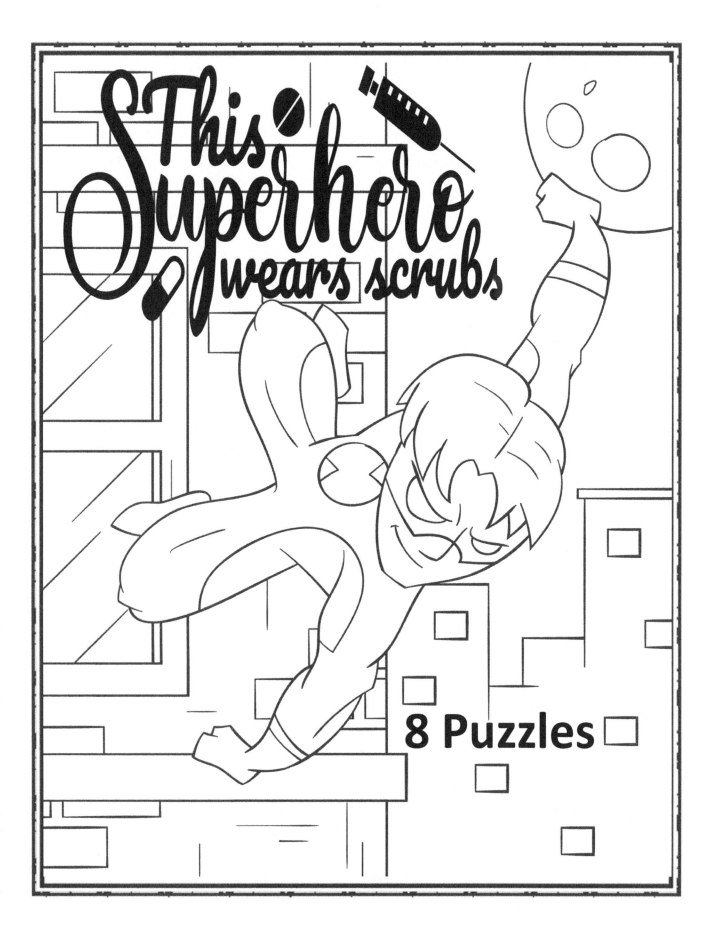

Nurse Word Search Puzzle #33

I'm a nurse. So, what's your superpower?

```
F  L  C  O  N  G  R  A  T  U  L  A  T  E  K  Q  Q  A  P  H
A  F  E  A  Z  U  S  T  R  E  N  G  T  H  H  S  R  N  L  N
F  A  P  G  K  V  C  N  F  B  T  E  A  C  H  K  P  A  X  H
O  K  Z  Y  D  W  C  O  H  R  U  R  O  K  U  Q  H  L  P  K
M  L  Y  Y  S  M  W  Z  X  U  D  A  X  N  J  E  U  Y  L  G
R  U  L  H  Y  L  O  E  O  N  V  P  N  F  G  Q  K  Z  V  M
P  F  L  A  C  T  I  O  N  P  B  I  X  A  K  N  T  E  P  P
D  C  W  T  Z  Q  N  Q  G  N  V  D  R  A  I  K  H  O  C  R
J  F  T  Y  I  C  C  G  Y  D  U  U  B  H  D  D  T  I  D  O
N  D  W  A  S  T  S  S  V  O  O  T  T  E  U  P  R  O  E  G
J  W  D  V  N  N  A  W  S  C  L  P  M  A  A  B  S  X  D  R
L  Q  D  J  D  N  X  S  N  P  R  O  J  E  C  T  G  P  U  E
S  B  D  E  C  I  D  E  K  Y  A  R  D  A  B  N  B  X  C  S
I  W  X  Q  V  I  M  Q  C  I  N  I  T  I  A  T  E  Z  E  S
M  G  Y  N  Z  R  E  H  V  X  K  W  P  R  Y  Z  U  R  Y  S
P  A  C  C  O  M  P  L  I  S  H  W  O  B  G  P  R  D  Z  H
L  E  A  V  C  G  I  N  S  I  G  H  T  R  G  Q  A  N  Z  V
I  Q  U  E  S  T  I  O  N  N  R  K  G  W  K  E  E  X  T  U
F  U  N  D  E  R  S  T  A  N  D  K  V  P  T  K  N  K  Z  W
Y  S  Y  S  T  E  M  A  T  I  C  A  S  S  Q  A  W  Y  C  Y
```

ACCOMPLISH	ACTION	ANALYZE
CONGRATULATE	DECIDE	DEDUCE
ENCOURAGE	FLY	INITIATE
INSIGHT	MULTITASK	PROGRESS
PROJECT	QUESTION	RAPID
RUN	SIMPLIFY	STEADY
STRENGTH	SYSTEMATIC	TEACH
THINK	UNDERSTAND	WORK

Nurse Word Search Puzzle #34
Nurse - multitasker extraordinaire

```
G D K B A Z J L O M M M O K K F A H Y M
B T H F G P M K I V N H N C Q B C V C G
R C K L U U G O B F K D C A H F U D T G
P S B R A I N Y M E E C J N R D L X Y U
N E Y V X C Z S K N G S S X U L X H Y Q
R R Q T P F B S I N G G A C R A T C M D
D F W K T B L M T Q G J B V E O L P R W
B H J B Q I R Y E A E G K D E J E I O B
R A X C C E R V A C F Z P Q P R S H T S
E R I I T C L G M T K F F X I Q F Y C U
S D L E G N A M M B X F U W A Z W O U O
I C D L Q N W J A R D N E I R F N O R R
L O Y P Z R A T T U O B L T V T F R T O
I R Y G S O V A E U X T G F R T Z E S M
E E U D K B R M X T G E N O S S W H N U
N M M A R B Z E H M L D L E T W N R I H
T U L D M U P J Y U D N E R M R C E U C
S O N P L T Q Z M C R S O X B I O P R S
V G I X B S T T V T Q N R O K C E U N R
J V K M X C F U Q D G C M D A N A S C I
```

ANGEL	BRAINY	CONTROL
DAD	DETERMINED	FRIEND
GRITTY	HARDCORE	HUMOROUS
INSTRUCTOR	LAUNCH	LIFESAVER
MENTOR	MOM	PEER
RESILIENT	STAFF	STRONG
STUBBORN	SUPERHERO	TEAMMATE

Nurse Word Search Puzzle #35

Not all heroes have capes...some wear scrubs

```
S  K  Q  G  U  O  T  W  A  S  H  C  L  O  T  H  K  J  Z  B
B  R  E  Z  I  T  I  N  A  S  L  N  L  A  G  T  A  C  O  A
S  T  P  E  J  N  M  R  Y  G  V  Y  O  X  N  R  W  S  P  D
C  T  E  M  K  W  I  T  V  D  G  G  P  W  I  Z  R  N  A  C
O  D  S  W  W  G  A  S  T  M  E  A  V  R  N  W  C  E  L  C
R  Z  Y  S  Y  O  D  F  A  T  R  T  I  S  A  C  G  A  Y  Y
C  L  J  A  C  T  I  V  E  B  D  E  N  J  E  E  A  K  Z  Z
C  N  A  B  X  F  V  M  E  C  S  M  E  T  L  P  R  E  X  R
Q  R  A  U  K  A  S  H  K  M  H  A  M  R  C  P  B  R  V  M
I  L  G  Y  N  A  V  S  Z  S  I  N  W  A  P  F  A  S  Y  Q
W  S  D  F  L  D  X  A  B  E  E  F  Q  U  S  J  G  D  D  M
I  Y  C  I  I  M  R  W  W  A  L  I  D  N  B  K  E  T  Y  M
X  O  L  R  M  P  C  Y  X  R  D  S  E  D  V  H  E  S  G  A
M  Y  J  U  U  R  C  G  O  Y  L  S  P  S  A  O  I  K  H  X
G  U  H  P  S  B  O  M  I  E  Z  N  D  E  E  N  F  J  W  V
L  J  B  O  P  L  S  F  W  T  K  Q  W  O  K  V  K  O  V  X
Z  W  R  S  B  G  G  O  I  P  O  R  Z  A  K  W  O  H  R  N
O  D  R  X  N  M  T  U  G  N  C  I  X  G  T  D  G  L  X  W
D  I  S  P  O  S  A  B  L  E  U  Y  H  Z  V  C  V  T  G  O
J  W  B  N  C  M  T  S  B  V  C  N  J  P  P  B  H  Z  A  G
```

ACTIVE	BASIN	CLEANING
CROCS	DISPOSABLE	GARBAGE
GLOVES	GOWN	LABCOAT
LAUNDRY	MASK	NAMETAG
PPE	PURIFY	SANITIZER
SCRUBS	SHIELD	SINK
SNEAKERS	TOWELS	UNIFORM
WASH	WASHCLOTH	WATCH

Nurse Word Search Puzzle #36
I won't rub your feet - I'm a nurse, not a masseuse

```
F Y J G O P R A C T I T I O N E R T K T
O R U H A R O M A F E E T Y X F B D J X
T P K S K I N X T P T P J E F M C D G W
C T Z M B C Q N O T F W G A O N X F M G
Q H Z Q N C E J B S B A T C Z N P W Q E
W E S F S D Y J Q J S S A Z C K N M O F
J R R A U H M H N S Z S A C H Y T R I J
Z A A T U W S U A F R Y T A C Q T O E S
B P S T U G M X O J O I Q N E Y B W T
B Y H D E I N O Z C W S D H T S F K O O
R S H L L Q P I B L H H O W A N K L E O
U E X Z I C W U U A A B B Z P R B B T
S Z B I H M Y A L R A N A V F H K T E H
H T J U Y I E A O I V D T P Z T Q U D B
G V N I G N I X T F V S H V Q U V Q B R
F A B N I B G R I Y G H E X H I Y C A U
J O Q Q E V K L O B A C K R U B C U T S
B V U A N W B C N H E A D A C H E Z H H
Z G J B E R U L U B R I C A T E G U D M
C V B S P U D R U E K N T Q D Y A T H P
```

ACHY	ANKLE	AROMA
BACKRUB	BATHE	BEDBATH
BRUSH	CLARIFY	COMB
FEET	HANDS	HEADACHE
HYGIENE	LEGS	LOTION
LUBRICATE	MASSAGE	PRACTITIONER
RASH	SKIN	STAFF
STUDENT	THERAPY	TOES
TOOTHBRUSH		

Nurse Word Search Puzzle #37
I get paid to stab people with sharp objects

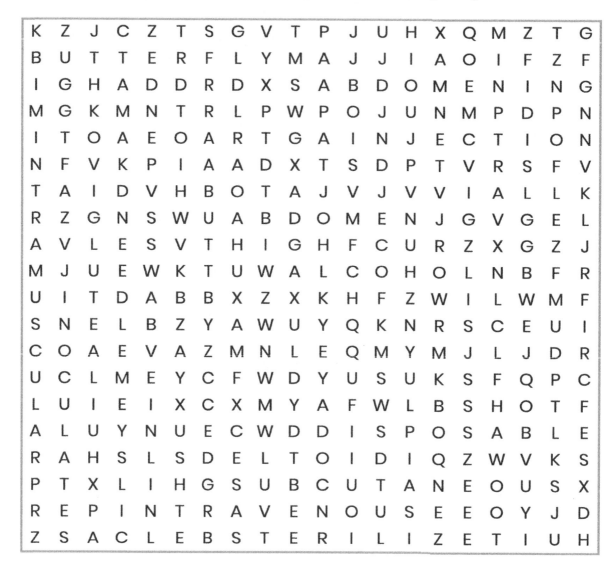

K Z J C Z T S G V T P J U H X Q M Z T G
B U T T E R F L Y M A J J I A O I F Z F
I G H A D D R D X S A B D O M E N I N G
M G K M N T R L P W P O J U N M P D P N
I T O A E O A R T G A I N J E C T I O N
N F V K P I A A D X T S D P T V R S F V
T A I D V H B O T A J V J V V I A L L K
R Z G N S W U A B D O M E N J G V G E L
A V L E S V T H I G H F C U R Z X G Z J
M J U E W K T U W A L C O H O L N B F R
U I T D A B B X Z X K H F Z W I L W M F
S N E L B Z Y A W U Y Q K N R S C E U I
C O A E V A Z M N L E Q M Y M J L J D R
U C L M E Y C F W D Y U S U K S F Q P C
L U I E I X C X M Y A F W L B S H O T F
A L U Y N U E C W D D I S P O S A B L E
R A H S L S D E L T O I D I Q Z W V K S
P T X L I H G S U B C U T A N E O U S X
R E P I N T R A V E N O U S E E O Y J D
Z S A C L E B S T E R I L I Z E T I U H

ABDOMEN	ALCOHOL	BANDAID
BUTT	BUTTERFLY	DELTOID
DISPOSABLE	GLUTEAL	INJECTION
INOCULATE	INTRAMUSCULAR	INTRAVENOUS
NEEDLE	SHARPS	SHOT
STERILIZE	SUBCUTANEOUS	SWAB
SYRINGE	THIGH	VEIN
VIAL		

Nurse Word Search Puzzle #38

Be kind, for everyone you meet is fighting a battle." Plato

```
E O X U N O I S S E R P E D C G L C W D
B G H R A D I A T I O N Q R N D I J H I
U V L Q N M X G Q L A D D I C T I O N A
I S C O I V S T E J U Y C L M P H Y C G
S I D P Y Q Q R F J P S B I O P S Y R N
W S Z I R Q T I D Z I I E W N Q V Y V O
R A M P S R X A M C H F M R X Q W B U S
V T S T B E D L F V D W L J S G U R D I
A S C M T C A N I P C Q D A T A L D I S
R A I V E L A S T N E M T A E R T C G L
C T S M C L M W E N E L D T B S Y H P K
V E Y R U K B O V B E L L Y U G V S A R
K M R A R W B O E B Q Z I H O M R D T E
F C R Z E O V N R U R R Y L K G O H H F
N A C S V X I H E P J E O L U P T R O Y
S O S W C G Z U H L O C C E A E Q I L E
S H B J N R G T N V N P X N Y N P T O R
P I V N P F S U A O O C O J A N A C G Z
U R U C H E M O T H E R A P Y C Y Q Y V
Z F L A T C O N C E R N C O U T C O M E
```

ADDICTION	ANALYZE	BENIGN
BIOPSY	CANCER	CHEMOTHERAPY
CONCERN	CURE	DATA
DEPRESSION	DIAGNOSIS	DISEASE
DRUGS	METASTASIS	ONCOLOGY
OUTCOME	PATHOLOGY	PROBLEMS
RADIATION	RESULTS	SCAN
TEST	TREATMENT	TRIAL
TUMOR		

Nurse Word Search Puzzle #39

All nurses have one patient they'll always remember

```
H D K F G F N W C K T A C I N M B I E M
P N C A R E X G F O V Z V I K N O W V J
S H I U M O N U F O R G E T P Q F Y X G
M E F D F F M F C Z T B Z Z A J L B A D
O A P U X A G Q O F N G R A T E F U L Q
T R E A S M V C L R X U E B I B C G T C
X T R H P I N O J H E J S T E K Y K H O
I F C Q E L Q J R K Y V P R N A S B A M
V E E E C Y U T N I B T E K T D Y B N F
H L P M I E C A S K T G C R Z R B R K O
Q T T O A L A U G H I E T P O F N E S R
B U I R L S S X O H O Z W M M O C M B T
L K O E C Y F W X U N R E W I L P E B A
O I N A A H H Z G W S M D T C O V M I B
V W A W O D E I Y A V D O U B N H B F L
E R L D S C Q R S H V M J P T G F E U E
L A O M D K R V I T E B C O M T D R R O
Y D S J I Z N Y G S O U M O M E N T D J
N I J C C P H D L L H R M J U R D S Q A
L P K T S E D N Y P S Y Y K O M A O I Z
```

ALWAYS	CARE	CHERISH
COMFORTABLE	CRY	EMOTION
FAMILY	FAVORITE	FOREVER
FORGET	GRATEFUL	HEARTFELT
HISTORY	KNOW	LAUGH
LONGTERM	LOVELY	MEMORY
MOMENT	PATIENT	PERCEPTION
REMEMBER	RESPECT	SPECIAL
THANKS		

Nurse Word Search Puzzle #40
Patients come in all shapes and sizes

```
U  I  T  I  Y  Z  I  O  X  S  S  I  C  K  T  O  V  N  U  O
T  V  A  F  P  R  E  T  E  R  M  Y  X  L  D  Y  R  R  X  V
D  D  T  G  U  W  H  A  D  V  J  Q  T  E  L  E  E  P  M  U
C  L  S  U  E  P  G  K  G  T  D  N  T  M  W  D  X  L  Y  T
A  D  C  M  G  D  G  J  R  F  A  A  M  O  L  W  J  K  E  Z
C  N  C  D  N  S  Z  E  C  Z  I  R  A  E  J  H  W  Q  M  I
H  Z  H  D  Z  G  L  I  I  C  T  B  L  C  U  N  A  T  Q  E
E  O  I  Z  T  A  U  N  A  N  H  X  E  Y  U  N  C  R  S  Q
C  B  L  E  K  I  G  M  E  Y  B  H  S  O  X  G  V  O  L  Q
T  E  D  M  N  O  E  I  T  Z  F  E  M  A  L  E  T  T  P  W
I  S  F  E  C  M  L  F  Z  A  Y  C  R  M  X  A  X  R  E  Z
C  E  O  D  Q  C  M  D  U  Y  T  B  K  N  M  D  L  A  D  S
I  F  X  I  B  Q  X  S  C  H  X  X  V  O  B  U  T  N  I  U
Q  N  R  C  A  A  P  H  A  S  I  C  C  R  A  I  E  S  A  R
H  J  Y  A  B  J  P  F  U  Z  S  E  J  M  D  X  E  G  T  G
O  M  X  L  Y  I  Y  A  A  T  N  Z  I  R  U  F  N  E  R  I
Y  N  X  C  I  C  R  I  T  I  C  A  L  G  L  L  A  N  I  C
Y  V  W  O  U  R  C  K  U  J  L  G  H  I  T  G  G  D  C  A
P  U  B  M  A  T  E  R  N  I  T  Y  H  T  O  A  E  E  T  L
A  J  W  G  W  L  A  W  A  K  E  A  Q  B  R  O  R  R  E  G
```

ADULT	AGED	ALERT
APHASIC	AWAKE	BABY
CACHECTIC	CHILD	CLIENT
COGNIZANT	COMATOSE	CRITICAL
ELDER	EMACIATED	FEMALE
MALE	MATERNITY	MEDICAL
OBESE	PEDIATRIC	PRETERM
SICK	SURGICAL	TEENAGER
TRANSGENDER		

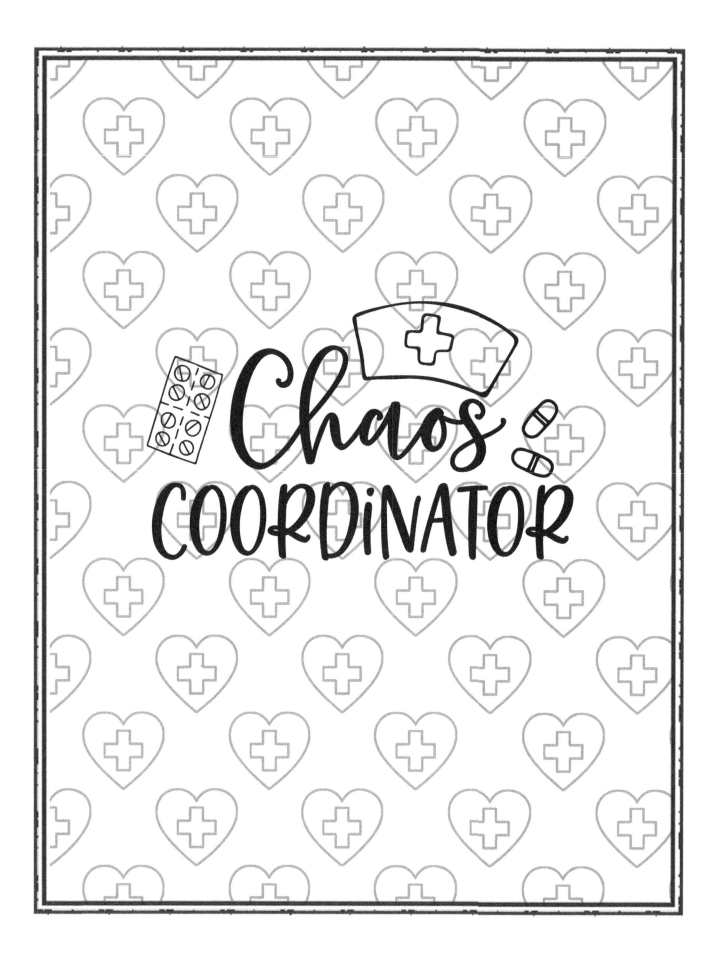

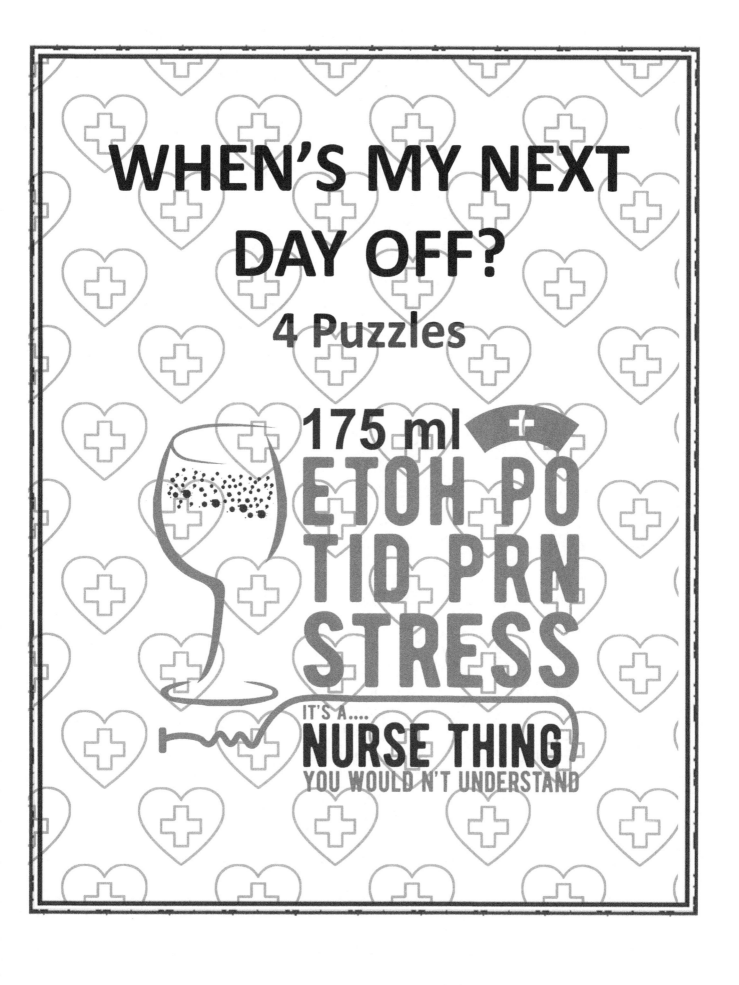

Nurse Word Search Puzzle #41
175ml ETOH PO TID PRN Stress

```
X E O Z K H J H E Z O H E J G T S C C W
E Z S O O R D X T N C B B W A L K X E U
T C P P E B E J N F T D G A V M I D E M
A I Y L T R Y E Q M G T C X R R V Q L V
V C A C C O K G Q X Y E F E K J X A X K
E X L I X B Z N T W R J K A Y G F K P Z
R C S M V Y C I N E I N G C G L M O Z W
N E W N E B I B E N N O V O E L H M E Y
R R T A U D O B T W Y C R C N S L A L O
C O G O S U S L N Z A F G K I B E R D A
E U C I H B D Z C G Z H S T W J V G V C
Q I Z H T I R E D B Q L K I P S R R N T
T L S Q Q M L R F Z E K Y L S T T I Z I
Q O F E O C H Z E Q T A E F O M N T D R
B K Y R I K L Z F G Y A C N L H I A B E
Q N E W R W O D I L J V X H A P O M O D
Q U X P K O J V O P L R K L A R A C K W
H W A X B P K J F Y I C L U B Y G B L P
H M S T R E S S F U L S J V Z S E M H A
```

ALCOHOL	BAR	BEACH
BEER	BINGE	BOOZE
CLUB	COCKTAIL	ETOH
EXERCISE	HEADACHE	LIQUOR
MARGARITA	MEDS	RELAX
SHOP	STRESSFUL	TAVERN
TIRED	TRAVEL	WALK
WINE	YOGA	

Nurse Word Search Puzzle #42
May your scrubs be comfy & your coffee strong

```
S  B  U  R  C  S  I  Z  W  C  A  F  E  T  E  R  I  A  U  X
U  P  S  S  U  S  T  S  K  E  V  W  G  K  T  B  C  H  K  T
V  R  C  Q  S  S  V  V  P  K  D  W  N  R  J  K  U  B  V  N
J  B  I  Y  D  Q  H  A  A  A  B  J  W  E  U  W  S  E  R  O
C  N  A  L  G  N  F  A  O  W  Y  R  D  N  U  A  L  A  V  I
L  D  C  G  C  E  C  F  U  A  I  C  W  N  C  J  L  N  O  T
E  K  N  H  D  X  M  A  R  W  O  R  K  I  Y  D  E  T  T  A
A  A  I  E  K  W  U  A  F  V  C  U  T  D  Q  S  S  Z  L  T
N  E  L  M  K  H  F  Q  S  F  M  A  E  E  F  F  O  C  Z  O
E  R  K  A  W  E  P  Z  H  U  E  U  L  Y  P  E  L  K  Q  R
R  B  J  V  R  R  E  S  I  E  W  I  T  M  A  N  S  Q  P  Z
S  V  L  G  L  M  V  W  F  T  W  Z  N  D  N  N  O  R  F  F
W  K  E  M  M  X  C  I  T  U  C  Z  F  E  A  T  L  N  L  E
L  L  C  L  G  N  B  L  A  T  T  E  G  C  D  A  Y  O  F  F
Q  I  P  N  B  F  L  Y  O  Z  F  N  K  W  D  G  I  D  B  L
L  L  A  C  J  U  E  C  T  C  Y  N  V  T  Y  M  E  S  S  U
R  W  I  Z  E  P  O  L  M  U  K  Y  Y  Q  I  R  I  E  S  N
G  W  S  K  R  S  U  D  N  V  D  F  O  A  K  R  K  G  D  C
U  N  E  N  E  R  G  Y  E  Z  X  N  N  B  Z  I  E  Z  P  H
C  G  R  M  B  R  U  L  Q  C  W  B  O  P  Z  T  N  D  L  S
```

ALARMCLOCK	AWAKE	BREAK
CAFETERIA	CAFFEINE	CALM
CLEANERS	COFFEE	DAYOFF
DINNER	DOUBLE	ENERGY
LATTE	LAUNDRY	LUNCH
ONDUTY	ROTATION	SCRUBS
SHIFT	SNACK	TIRED
WEEKEND	WORK	

Nurse Word Search Puzzle #43
Relax – it's your day off . . .

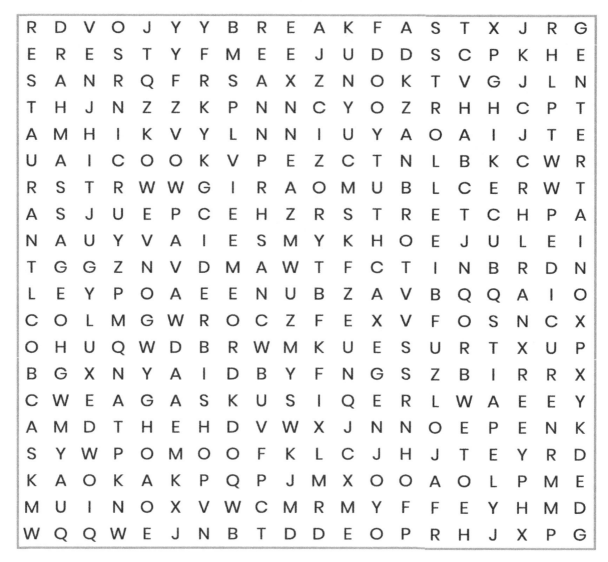

R	D	V	O	J	Y	Y	B	R	E	A	K	F	A	S	T	X	J	R	G
E	R	E	S	T	Y	F	M	E	E	J	U	D	D	S	C	P	K	H	E
S	A	N	R	Q	F	R	S	A	X	Z	N	O	K	T	V	G	J	L	N
T	H	J	N	Z	Z	K	P	N	N	C	Y	O	Z	R	H	H	C	P	T
A	M	H	I	K	V	Y	L	N	N	I	U	Y	A	O	A	I	J	T	E
U	A	I	C	O	O	K	V	P	E	Z	C	T	N	L	B	K	C	W	R
R	S	T	R	W	W	G	I	R	A	O	M	U	B	L	C	E	R	W	T
A	S	J	U	E	P	C	E	H	Z	R	S	T	R	E	T	C	H	P	A
N	A	U	Y	V	A	I	E	S	M	Y	K	H	O	E	J	U	L	E	I
T	G	G	Z	N	V	D	M	A	W	T	F	C	T	I	N	B	R	D	N
L	E	Y	P	O	A	E	E	N	U	B	Z	A	V	B	Q	Q	A	I	O
C	O	L	M	G	W	R	O	C	Z	F	E	X	V	F	O	S	N	C	X
O	H	U	Q	W	D	B	R	W	M	K	U	E	S	U	R	T	X	U	P
B	G	X	N	Y	A	I	D	B	Y	F	N	G	S	Z	B	I	R	R	X
C	W	E	A	G	A	S	K	U	S	I	Q	E	R	L	W	A	E	E	Y
A	M	D	T	H	E	H	D	V	W	X	J	N	N	O	E	P	E	N	K
S	Y	W	P	O	M	O	O	F	K	L	C	J	H	J	T	E	Y	R	D
K	A	O	K	A	K	P	Q	P	J	M	X	O	O	A	O	L	P	M	E
M	U	I	N	O	X	V	W	C	M	R	M	Y	F	F	E	Y	H	M	D
W	Q	Q	W	E	J	N	B	T	D	D	E	O	P	R	H	J	X	P	G

BREAKFAST	COOK	DAYDREAM
EAT	ENJOY	ENTERTAIN
FRIEND	HAIRCUT	HIKE
LOUNGE	MANICURE	MASSAGE
MOVIE	PARK	PEDICURE
READ	REST	RESTAURANT
SHOP	SLEEP	STRETCH
STROLL	WINE	

Nurse Word Search Puzzle #44

I've been a nurse for so long I triage my laundry

```
C H M E M V S S E N N N Q H D I R B S X
Q Q U I D F O L I I A G Q Y W L F Y I D
H Q B Z G X I B A W I S H E K D O T K Q
V Y D Z O H J T E E V T T G F U L M X N
W C X G U Z S F B T L N Q A H M K D A I
O L K D Y V T L E I A E X P L D X E O R
L E H Q T G E A F S G G Y R B I L O R V
F S D T W A A R E M V R I A D C Z D R C
R Q S R C H P X X L B E S M L F E O O G
E Y U H Y G D B J H X T C U U D D R D D
V D P T A E L J T V K E O T J F Y I O E
O O G U G G R A B W B D U I J G L Z E W
A O A N Z U T O U U Y W R K R Q L E S U
L L K T J W W Y R N A Y F Y P Y E V A O
M B H X N T H C V W D H S A W W M E N T
Y Y T R I D S I Q A H R F R X E S K I V
M V R N F Q B C X I T U Y P H T N L T G
X K W R P T C E F N I S I D L A N B I V
O P B L T D R T S Y I U T J W V M B Z A
Y O I F F B F W N O K J F C W J M J E X
```

BLEACH   BLOODY   CLEAN
DEODORIZE   DETERGENT   DIRTY
DISINFECT   DRYER   FILTHY
FUMIGATE   LAUNDRY   MOLD
ODOR   OVERFLOW   PUS
SANITIZE   SCOUR   SCRUB
SMELLY   STAIN   WASH
WET

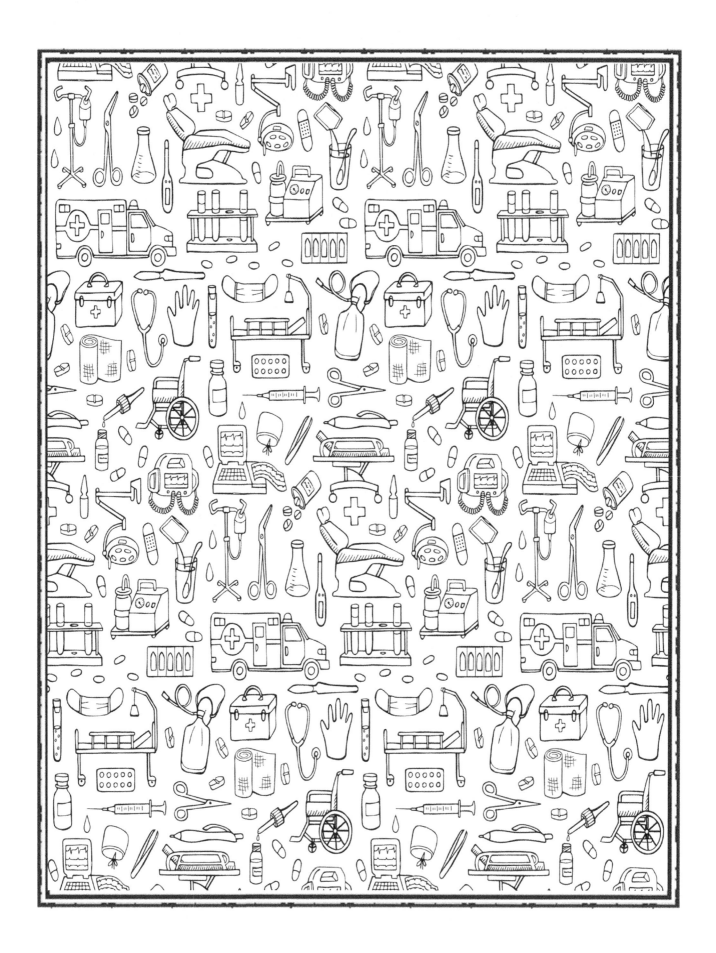

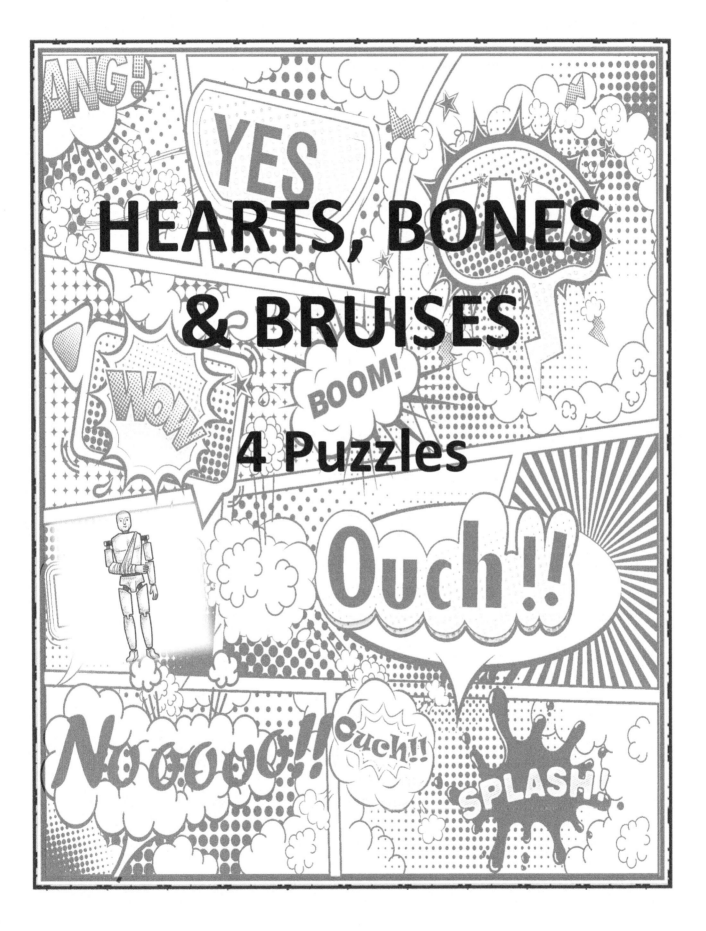

Nurse Word Search Puzzle #45
An achy breaky heart

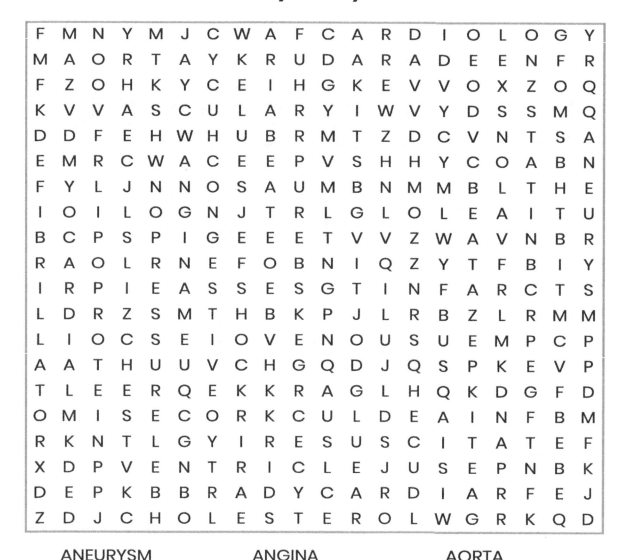

F M N Y M J C W A F C A R D I O L O G Y
M A O R T A Y K R U D A R A D E E N F R
F Z O H K Y C E I H G K E V V O X Z O Q
K V V A S C U L A R Y I W V Y D S S M Q
D D F E H W H U B R M T Z D C V N T S A
E M R C W A C E E P V S H H Y C O A B N
F Y L J N N O S A U M B N M M M B L T H E
I O I L O G N J T R L G L O L E A I T U
B C P S P I G E E E T V V Z W A V N B R
R A O L R N E F O B N I Q Z Y T F B I Y
I R P I E A S S E S G T I N F A R C T S
L D R Z S M T H B K P J L R B Z L R M M
L I O C S E I O V E N O U S U E M P C P
A A T H U U V C H G Q D J Q S P K E V P
T L E E R Q E K K R A G L H Q K D G F D
O M I S E C O R K C U L D E A I N F B M
R K N T L G Y I R E S U S C I T A T E F
X D P V E N T R I C L E J U S E P N B K
D E P K B B R A D Y C A R D I A R F E J
Z D J C H O L E S T E R O L W G R K Q D

ANEURYSM	ANGINA	AORTA
BPM	BEAT	BRADYCARDIA
CAD	CARDIOLOGY	CHEST
CHOLESTEROL	CONGESTIVE	DEFIBRILLATOR
EKG	HEART	INFARCT
LIPOPROTEIN	MYOCARDIAL	PRESSURE
RESUSCITATE	RHYTHM	SHOCK
STATIN	STENT	VASCULAR
VENOUS	VENTRICLE	

Page 62

Nurse Word Search Puzzle #46
Oh, my aching bones . . .

```
V F R A C T U R E S A T Y O E X F C W P
A J Z F C B R A C E N R Z Z S I I B K C
F C X J C B U K J I X V T W L T F U H S
M U N I Y O T Y O C R B B H N E P C T S
Y S L H C N Q J L O Q O W N R E H N G O
T A C O F E T G M M C M S M W I O R Y R
U W B A I E L Y K P J J W L T T T R Z E
N S G G S S G W C O X R A Y E E J I T K
L U T N T T P C Y U R J W L B T N J S K
I R F R I Q X R L N C L E M R I T D C T
G C A N E K T R A D X K Q Z E G N F O F
A L I M B N Q C O I S G H A A I F U M N
M Z Z H X J G Y I H N F A U K I I E P H
E X Q B J L V T I C Q N N F T P G B R N
N N P Z O R R R H A E I P S M I U C E Z
T F R Q T S K K Q E P T E J U N N O S F
E E T R A C T I O N S F Y D S C O S S S
Q J I O R T H O P E D I C S L C L I Z
S A T R O P H Y W M P P I V L M E V O K
H F M Y D E L E V A T I O N E T B G N Z
```

ARTHRITIS	ATROPHY	BONE
BRACE	BREAK	CANE
CAST	COMPOUND	COMPRESSION
ELEVATION	FRACTURE	ICE
JOINT	LIGAMENT	LIMB
MUSCLE	ORTHOPEDICS	PIN
SKELETON	SORE	SPRAIN
STIFF	STRENGTH	TENDON
TRACTION	XRAY	

Nurse Word Search Puzzle #47
Ouch, I need a bandaid . . .

```
O U P K Y T A B R A S I O N Q L P T Z Z
A Y L A C E R A T I O N S A L I N E R R
N D R B L N V B L E E D I N G R T J E H
T S T I T C H E S C Y S E R E V W V W B
I A C O N T U S I O N N C T B B D D G T
S R J U I L O Q E V I H N A C A L I G Y
E T M A T F E P T D B I Y W B N T S R H
P C R M A J D I A H L R U L S D I R E E
T R Z V K O A T O P A V U X Z A H C G C
I H R B T B E T S V I D E E B I I N A A
C C V W R B S C U S G G V A Q D I T N U
O I N T M E N T P U A I J F Q S O I L T
W Z A L C O H O L D S E T L S H K Y V E
P E R O X I D E N E Z D T E C S Y E V R
L M T W G I Z A H U C A R A E Z S C P I
S W B V K W B D A W P D D L P N E H A Z
Q O W G V T A G P K E J O I A E P N W E
J S T E R I S T R I P M V E N C U J S Q
H K O N F F S U P E R G L U E E F L P Y
Q K K A O N O W X B K C V G B C K A U J
```

ABRASION	ADHESIVE	ALCOHOL
ANTISEPTIC	BANDAGE	BANDAID
BETADINE	BLEEDING	CAUTERIZE
CLEANSE	CONTUSION	CUT
DRESSING	GAUZE	ICE
LACERATION	MOLESKIN	OINTMENT
PEROXIDE	SALINE	SCAB
SPLINTER	STERISTRIP	STITCHES
SUPERGLUE	TAPE	

Nurse Word Search Puzzle #48
Cut, Nip, Tuck

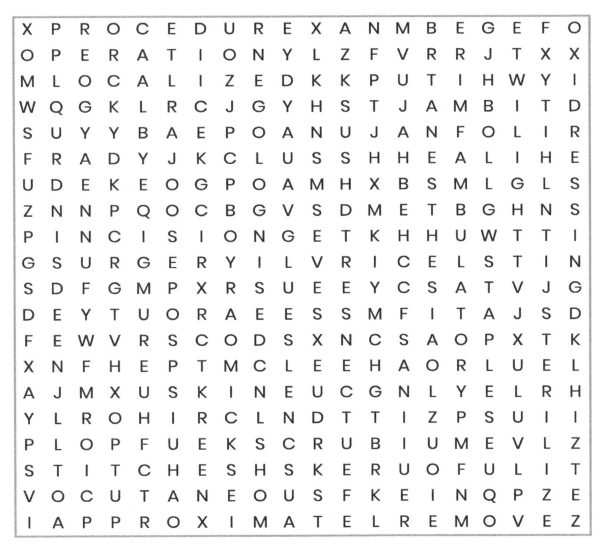

```
X P R O C E D U R E X A N M B E G E F O
O P E R A T I O N Y L Z F V R R J T X X
M L O C A L I Z E D K K P U T I H W Y I
W Q G K L R C J G Y H S T J A M B I T D
S U Y Y B A E P O A N U J A N F O L I R
F R A D Y J K C L U S S H H E A L I H E
U D E K E O G P O A M H X B S M L G L S
Z N N P Q O C B G V S D M E T B G H N S
P I N C I S I O N G E T K H H U W T T I
G S U R G E R Y I L V R I C E L S T I N
S D F G M P X R S U E E Y C S A T V J G
D E Y T U O R A E E S S M F I T A J S D
F E W V R S C O D S X N C S A O P X T K
X N F H E P T M C L E E H A O R L U E L
A J M X U S K I N E U C G N L Y E L R H
Y L R O H I R C L N D T T I Z P S U I I
P L O P F U E K S C R U B I U M E V L Z
S T I T C H E S H S K E R U O F U L I T
V O C U T A N E O U S F K E I N Q P Z E
I A P P R O X I M A T E L R E M O V E Z
```

AMBULATORY
CUTANEOUS
HEAL
OPERATION
RECOVERY
SCALPEL
SKIN
STITCHES
TWILIGHT

ANESTHESIA
DRESSING
INCISION
PLASTIC
REMOVE
SCRUB
STAPLES
SURGERY

APPROXIMATE
GLUE
LOCALIZED
PROCEDURE
RESECTION
SEW
STERILIZE
SUTURE

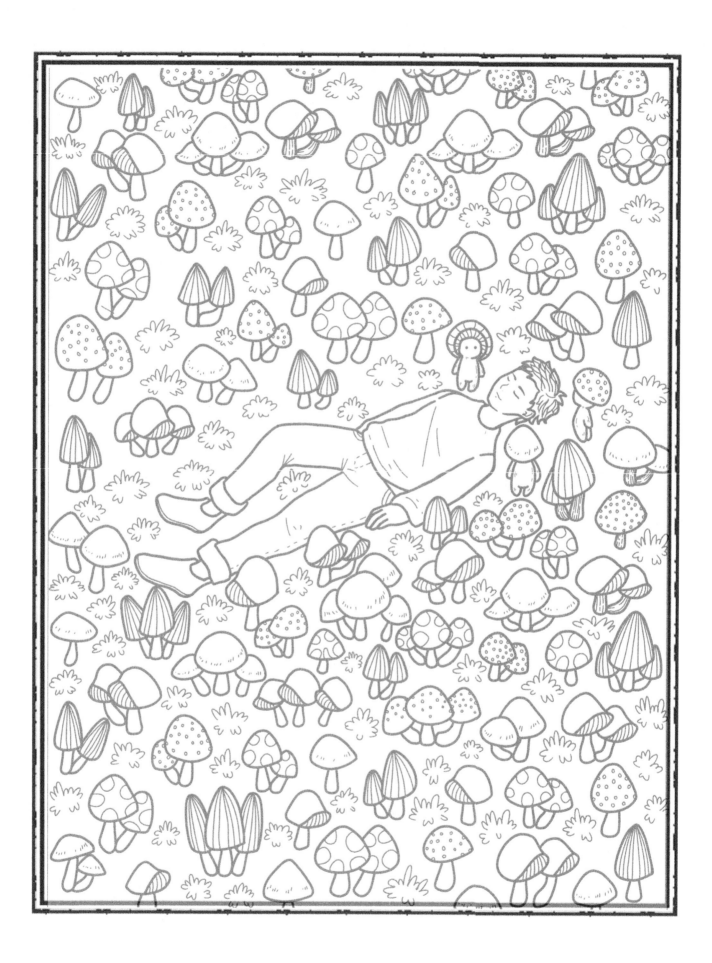

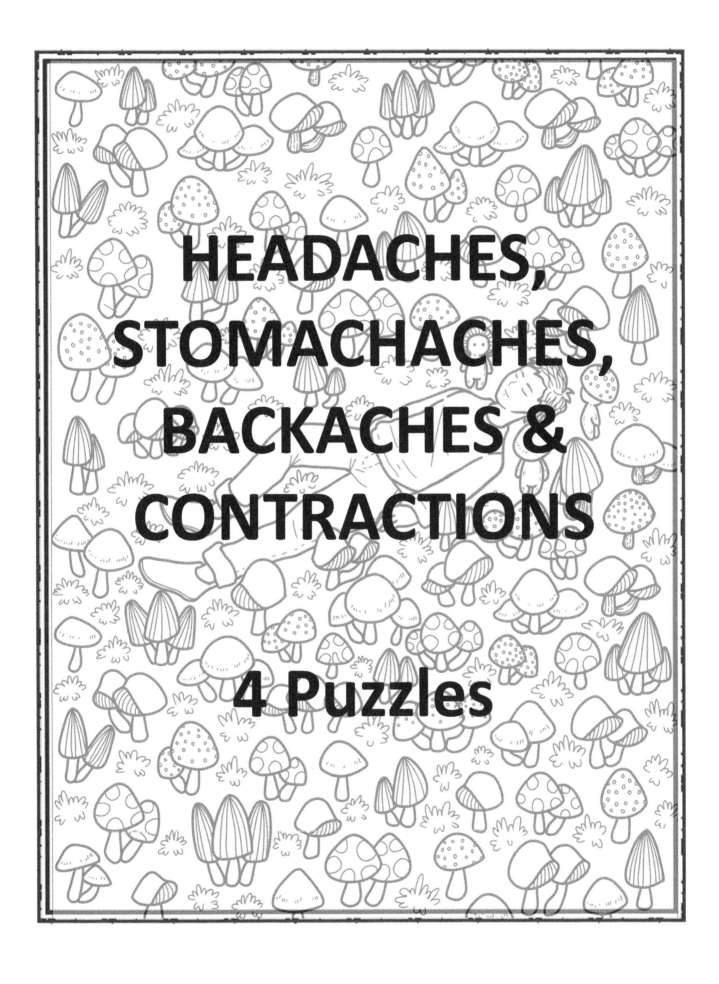

HEADACHES, STOMACHACHES, BACKACHES & CONTRACTIONS

4 Puzzles

Nurse Word Search Puzzle #49
The next generation . . .

```
Q T W M P O S T P A R T U M V P N Z M W
B R E A S T F E E D N B X X P R E W C Y
V O M S X M S V D O A Z X O Q I M N M G
C O N C E I V E I A O W Z N Z M I E A M
C Q T O P U R T T I T G F E V I D O T M
C H I L D F C N I D M E U F R P W N E U
C U Y G P E E P R E M I E A P A I A R M
O N Z V S C H T L G B Z G N X R F T N B
N T P D A D F U U R W P B I A A E A A I
T A B L T W R B E S A W L J Q G T L L L
R S P R D E Q H T O X D E L I V E R Y I
A K L J H U T U U C N N A N D T I R H C
C A U T O O H T L T L P W I E U S Y J A
T T A E M X E E P O A Y E H L W N Z B L
I F M K L X M R W D B E G O K E B L Y L
O P I Z Y G X U R D O W V M G J H O Q N
N K L B W I O S N L R P N O I T D O R S
L X A C A E S A R E A N R L R F M H A N
Y B D Y F U B B O R P P L I O C Y H U P
B O W S U R R O G A T E B S I G B L T T
```

APGAR   BABY   BIRTH
BREASTFEED   CAESAREAN   CHILD
CONCEIVE   CONTRACTION   DELIVERY
FATHER   FETUS   LABOR
MATERNAL   MIDWIFE   MOTHER
NEONATAL   NEWBORN   PLACENTA
POSTPARTUM   PREMIE   PRIMIPARA
PROGENY   SECTION   SURROGATE
TEENAGER   TODDLER   UMBILICAL
UTERUS

Nurse Word Search Puzzle #50
Bellyaches – both kinds . . .

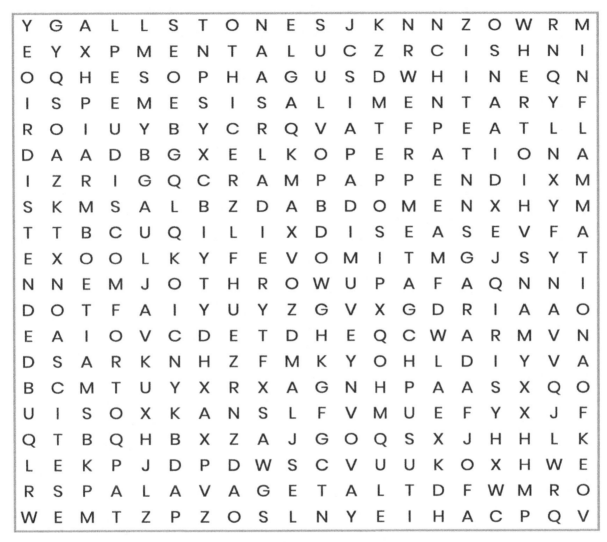

Y G A L L S T O N E S J K N N Z O W R M
E Y X P M E N T A L U C Z R C I S H N I
O Q H E S O P H A G U S D W H I N E Q N
I S P E M E S I S A L I M E N T A R Y F
R O I U Y B Y C R Q V A T F P E A T L L
D A A D B G X E L K O P E R A T I O N A
I Z R I G Q C R A M P A P P E N D I X M
S K M S A L B Z D A B D O M E N X H Y M
T T B C U Q I L I X D I S E A S E V F A
E X O O L K Y F E V O M I T M G J S Y T
N N E M J O T H R O W U P A F A Q N N I
D O T F A I Y U Y Z G V X G D R I A A O
E A I O V C D E T D H E Q C W A R M V N
D S A R K N H Z F M K Y O H L D I Y V A
B C M T U Y X R X A G N H P A A S X Q O
U I S O X K A N S L F V M U E F Y X J F
Q T B Q H B X Z A J G O Q S X J H H L K
L E K P J D P D W S C V U U K O X H W E
R S P A L A V A G E T A L T D F W M R O
W E M T Z P Z O S L N Y E I H A C P Q V

ABDOMEN	ALIMENTARY	APPENDIX
ASCITES	BARF	COMPLAIN
CRAMP	DISCOMFORT	DISEASE
DISTENDED	EMESIS	ESOPHAGUS
EXAM	GALLSTONES	INFLAMMATION
LAVAGE	MENTAL	NASTY
NAUSEA	OPERATION	QUADRANT
REBOUND	STOMACH	THROWUP
ULCER	VOMIT	WHINE

Nurse Word Search Puzzle #51
My back is killing me . . .

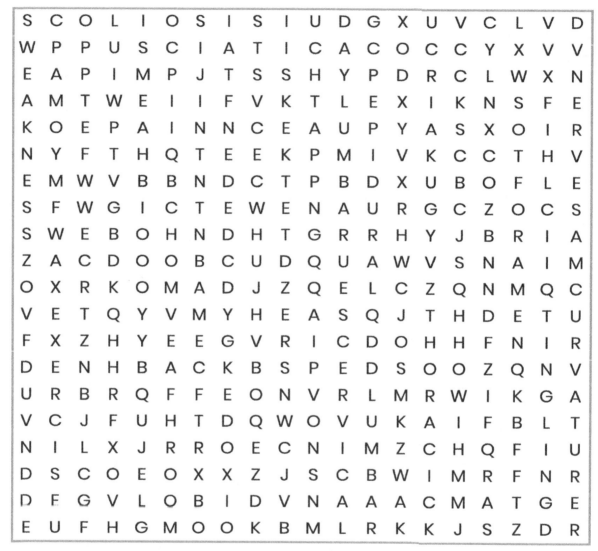

```
S C O L I O S I S I U D G X U V C L V D
W P P U S C I A T I C A C O C C Y X V V
E A P I M P J T S S H Y P D R C L W X N
A M T W E I I F V K T L E X I K N S F E
K O E P A I N N C E A U P Y A S X O I R
N Y F T H Q T E E K P M I V K C C T H V
E M W V B B N D C T P B D X U B O F L E
S F W G I C T E W E N A U R G C Z O C S
S W E B O H N D H T G R R H Y J B R I A
Z A C D O O B C U D Q U A W V S N A I M
O X R K O M A D J Z Q E L C Z Q N M Q C
V E T Q Y V M Y H E A S Q J T H D E T U
F X Z H Y E E G V R I C D O H H F N I R
D E N H B A C K B S P E D S O O Z Q N V
U R B R Q F F E O N V R L M R W I K G A
V C J F U H T D Q W O V U K A I F B L T
N I L X J R R O E C N I M Z C H Q F I U
D S C O E O X X Z J S C B W I M R F N R
D F G V L O B I D V N A A A C M A T G E
E U F H G M O O K B M L R K K J S Z D R
```

ACHE	BACK	CERVICAL
COCCYX	CORD	CURVATURE
DISC	EEG	EPIDURAL
EXERCISE	FORAMEN	LORDOSIS
LUMBAR	NECK	NERVES
PAIN	SCIATICA	SCOLIOSIS
SPINE	TAP	THORACIC
TINGLING	VERTEBRAE	WEAKNESS

Nurse Word Search Puzzle #52
Splitting headache . . .

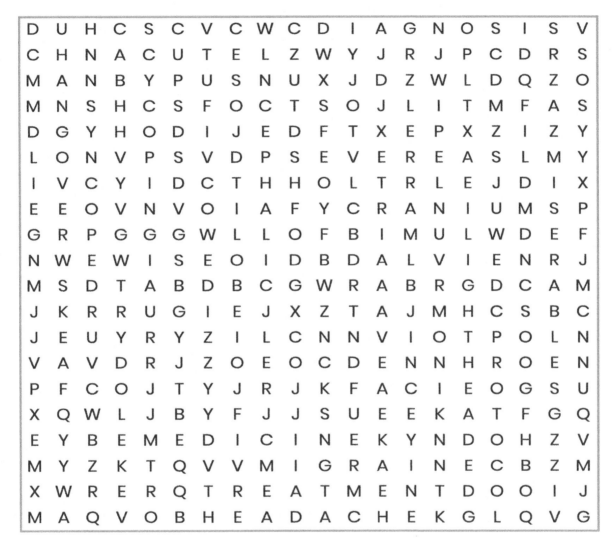

D U H C S C V C W C D I A G N O S I S V
C H N A C U T E L Z W Y J R J P C D R S
M A N B Y P U S N U X J D Z W L D Q Z O
M N S H C S F O C T S O J L I T M F A S
D G Y H O D I J E D F T X E P X Z I Z Y
L O N V P S V D P S E V E R E A S L M Y
I V C Y I D C T H H O L T R L E J D I X
E E O V N V O I A F Y C R A N I U M S P
G R P G G G W L L O F B I M U L W D E F
N W E W I S E O I D B D A L V I E N R J
M S D T A B D B C G W R A B R G D C A M
J K R R U G I E J X Z T A J M H C S B C
J E U Y R Y Z I L C N N V I O T P O L N
V A V D R J Z O E O C D E N N H R O E N
P F C O J T Y J R J K F A C I E O G S U
X Q W L J B Y F J J S U E E K A T F G Q
E Y B E M E D I C I N E K Y N D O H Z V
M Y Z K T Q V V M I G R A I N E C B Z M
X W R E R Q T R E A T M E N T D O O I J
M A Q V O B H E A D A C H E K G L Q V G

ACUTE	AMNESIA	AURA
BRAIN	CEPHALIC	CLUSTER
COPING	CRANIUM	DIAGNOSIS
DIZZY	FRONTAL	HANGOVER
HEADACHE	LIGHTHEADED	LOBE
MEDICINE	MIGRAINE	MISERABLE
NECK	PROTOCOL	SEVERE
SYNCOPE	TREATMENT	VERTIGO
VISION		

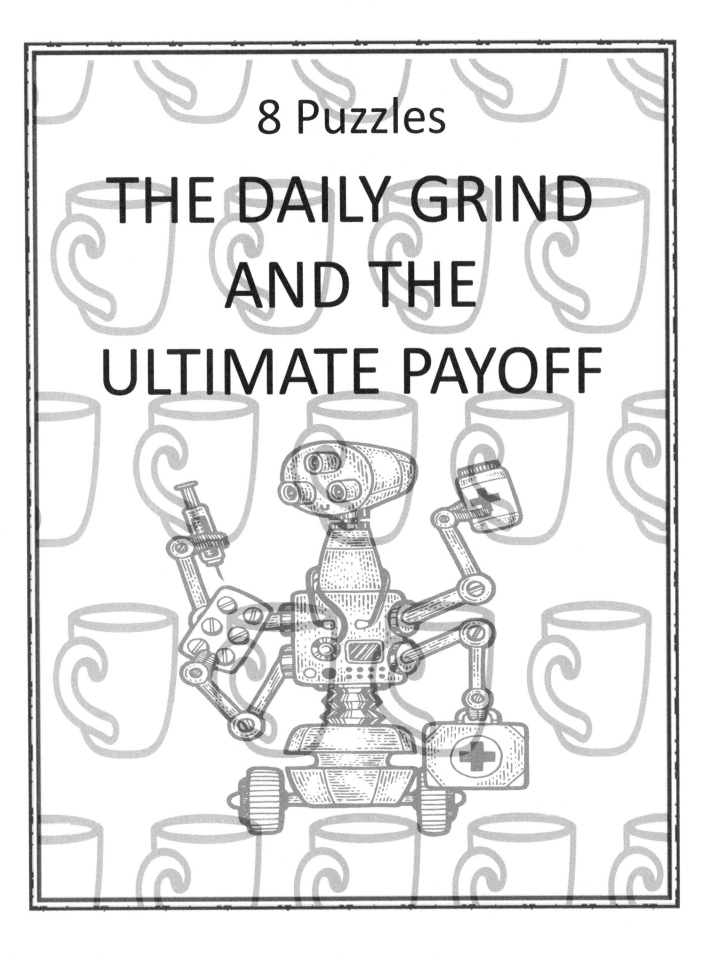

8 Puzzles

THE DAILY GRIND AND THE ULTIMATE PAYOFF

Nurse Word Search Puzzle #53
Yes, I'm a nurse. No, I don't want to see it.

```
D R A B R A S I O N B U Z P J R H A P B
J U M Q Z A Y P B X I N C I S I O N X D
B L I S T E R T U R C A S T Q F X W Z F
M L S K H W M R J K O I B B P J O C J P
S C A B M L S L P M T K N G E W M Y R T
K P X L D T J B E U E P E J B F C C C Y
R S H Q T O S U T U R E S N U D U M U U
I E M O U N Z H A N G N A I L R T N S Z
B M F O N G H I V E S A T D D V Y E A Z
S W R U K U L B C B I I K N U N S C A R
O O V N S E J X Z R Z S A S Z D T P V J
L J R E Z J X E H U K S W O L L E N R E
O E N E P C R B G I Q A U J H M W V Z A
G Y S B W U P U Z S M T E I W G X W J B
R S H I T C Y R B E C K A B G N X E I S
D V I C O T L N Z L I Y Q N I G O R X C
V I N K L N W C B Y Y P S K O O Z A H E
R U I I D F E Y Y I L H S T B P F S V S
P G F L S P L I N T E R F O Y R Y H D S
T M N Q G Y K V E C C H Y M O S I S L Y
```

ABRASION	ABSCESS	BLISTER
BROKEN	BRUISE	BURN
CAST	CUT	CYST
ECCHYMOSIS	ECZEMA	HANGNAIL
HIVES	INCISION	INJURY
LESION	PUNCTURE	RASH
SCAB	SCAR	SKIN
SORE	SPLINTER	SUTURES
SWOLLEN	TONGUE	

Nurse Word Search Puzzle #54
Meds ...

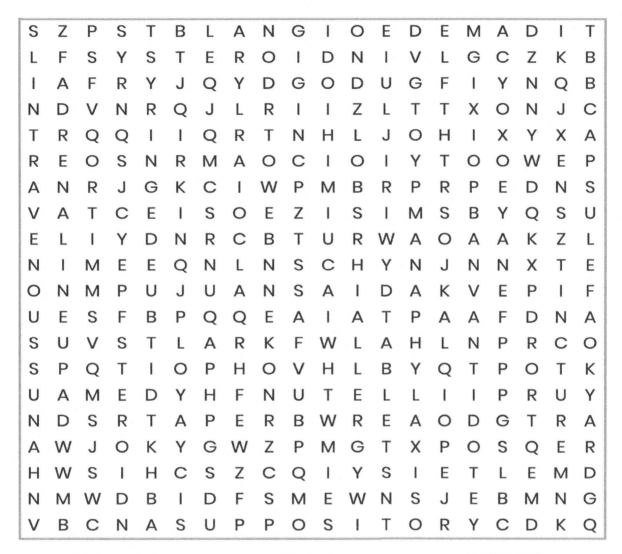

S Z P S T B L A N G I O E D E M A D I T
L F S Y S T E R O I D N I V L G C Z K B
I A F R Y J Q Y D G O D U G F I Y N Q B
N D V N R Q J L R I I Z L T T X O N J C
T R Q Q I I Q R T N H L J O H I X Y X A
R E O S N R M A O C I O I Y T O O W E P
A N R J G K C I W P M B R P R P E D N S
V A T C E I S O E Z I S I M S B Y Q S U
E L I Y D N R C B T U R W A O A A K Z L
N I M E E Q N L N S C H Y N J N N X T E
O N M P U J U A N S A I D A K V E P I F
U E S F B P Q Q E A I A T P A A F D N A
S U V S T L A R K F W L A H L N P R C O
S P Q T I O P H O V H L B Y Q T P O T K
U A M E D Y H F N U T E L L I I P R U Y
N D S R T A P E R B W R E A O D G T R A
A W J O K Y G W Z P M G T X P O S Q E R
H W S I H C S Z C Q I Y S I E T L E M D
N M W D B I D F S M E W N S J E B M N G
V B C N A S U P P O S I T O R Y C D K Q

ADRENALINE   ALLERGY   ANAPHYLAXIS
ANGIOEDEMA   ANTIBIOTIC   ANTIDOTE
BID   CAPSULE   HORMONE
INTRAVENOUS   MEDICATION   NSAID
OD   PO   PRN
PILL   PRESCRIPTION   STEROID
SUPPOSITORY   SUSPENSION   SYRINGE
TID   TABLET   TAPER
TINCTURE

Nurse Word Search Puzzle #55
The patient is . . .

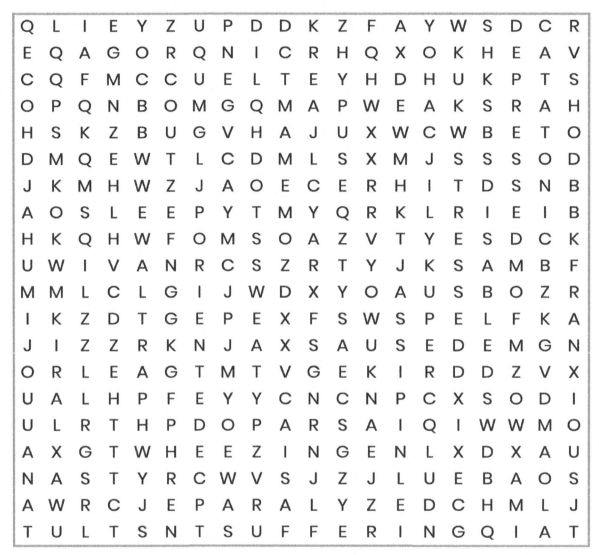

```
Q L I E Y Z U P D D K Z F A Y W S D C R
E Q A G O R Q N I C R H Q X O K H E A V
C Q F M C C U E L T E Y H D H U K P T S
O P Q N B O M G Q M A P W E A K S R A H
H S K Z B U G V H A J U X W C W B E T O
D M Q E W T L C D M L S X M J S S S O D
J K M H W Z J A O E C E R H I T D S N B
A O S L E E P Y T M Y Q R K L R I E I B
H K Q H W F O M S O A Z V T Y E S D C K
U W I V A N R C S Z R T Y J K S A M B F
M M L C L G I J W D X Y O A U S B O Z R
I K Z D T G E P E X F S W S P E L F K A
J I Z Z R K N J A X S A U S E D E M G N
O R L E A G T M T V G E K I R D D Z V X
U A L H P F E Y Y C N C N P C X S O D I
U L R T H P D O P A R S A I Q I W W M O
A X G T W H E E Z I N G E N L X D X A U
N A S T Y R C W V S J Z J L U E B A O S
A W R C J E P A R A L Y Z E D C H M L J
T U L T S N T S U F F E R I N G Q I A T
```

ALERT	ALLERGIC	AMBULATORY
ANXIOUS	AWAKE	CATATONIC
COMATOSE	DEPRESSED	DISABLED
HOMEBOUND	NASTY	ORIENTED
PITA	PARALYZED	SENILE
SLEEPY	STRESSED	SUFFERING
SUICIDAL	SWEATY	WEAK
WHEEZING		

Nurse Word Search Puzzle #56
How does the patient look?

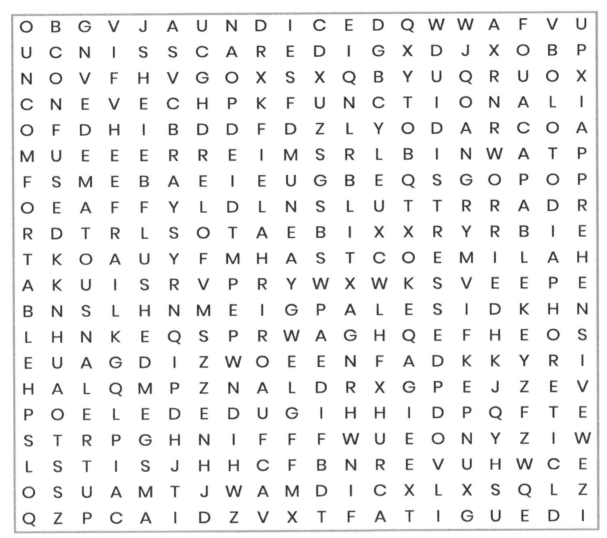

```
O B G V J A U N D I C E D Q W W A F V U
U C N I S S C A R E D I G X D J X O B P
N O V F H V G O X S X Q B Y U Q R U O X
C N E V E C H P K F U N C T I O N A L I
O F D H I B D D F D Z L Y O D A R C O A
M U E E E R R E I M S R L B I N W A T P
F S M E B A E I E U G B E Q S G O P O P
O E A F F Y L D L N S L U T T R R A D R
R D T R L S O T A E B I X X R Y R B I E
T K O A U Y F M H A S T C O E M I L A H
A K U I S R V P R Y W X W K S V E E P E
B N S L H N M E I G P A L E S I D K H N
L H N K E Q S P R W A G H Q E F H E O S
E U A G D I Z W O E E N F A D K K Y R I
H A L Q M P Z N A L D R X G P E J Z E V
P O E L E D E D U G I H H I D P Q F T E
S T R P G H N I F F F W U E O N Y Z I W
L S T I S J H H C F B N R E V U H W C E
O S U A M T J W A M D I C X L X S Q L Z
Q Z P C A I D Z V X T F A T I G U E D I
```

ALERT	ANGRY	ANXIOUS
APPREHENSIVE	ASHEN	CAPABLE
CONFUSED	DIAPHORETIC	DISTRESSED
EDEMATOUS	FATIGUED	FEBRILE
FLUSHED	FRAIL	FUNCTIONAL
HAPPY	HEALTHY	JAUNDICED
MISERABLE	PALE	SCARED
SICK	TIRED	UNCOMFORTABLE
WORRIED		

Nurse Word Search Puzzle #57
Words nurses hear a lot . . .

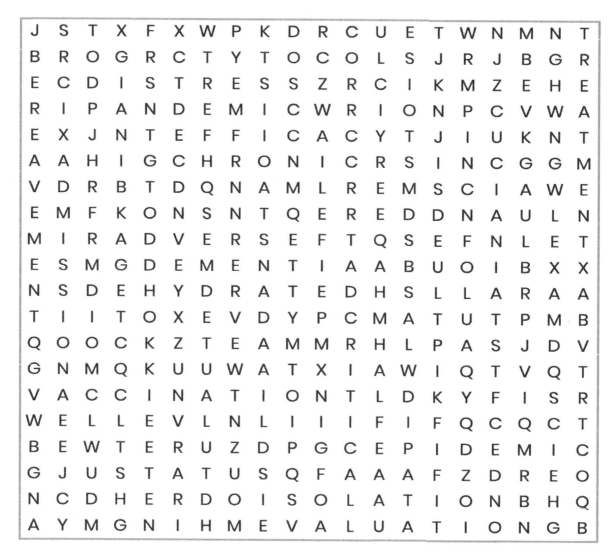

J S T X F X W P K D R C U E T W N M N T
B R O G R C T Y T O C O L S J R J B G R
E C D I S T R E S S Z R C I K M Z E H E
R I P A N D E M I C W R I O N P C V W A
E X J N T E F F I C A C Y T J I U K N T
A A H I G C H R O N I C R S I N C G G M
V D R B T D Q N A M L R E M S C I A W E
E M F K O N S N T Q E R E D D N A U L N
M I R A D V E R S E F T Q S E F N L E T
E S M G D E M E N T I A A B U O I B X X
N S D E H Y D R A T E D H S L L A R A A
T I I T O X E V D Y P C M A T U T P M B
Q O O C K Z T E A M M R H L P A S J D V
G N M Q K U U W A T X I A W I Q T V Q T
V A C C I N A T I O N T L D K Y F I S R
W E L L E V L N L I I I F I F Q C Q C T
B E W T E R U Z D P G C E P I D E M I C
G J U S T A T U S Q F A A A F Z D R E O
N C D H E R D O I S O L A T I O N B H Q
A Y M G N I H M E V A L U A T I O N G B

ACUTE	ADMISSION	ADVERSE
BENIGN	BEREAVEMENT	CHRONIC
CLINICAL	CRITICAL	DEHYDRATED
DEMENTIA	DISTRESS	EFFICACY
EPIDEMIC	EVALUATION	EXAM
HOSPITAL	ISOLATION	METASTATIC
PANDEMIC	RESULT	SICK
STATUS	TEAM	TREATMENT
UNIT	VACCINATION	WELL

Nurse Word Search Puzzle #58
Supplies and equipment . . .

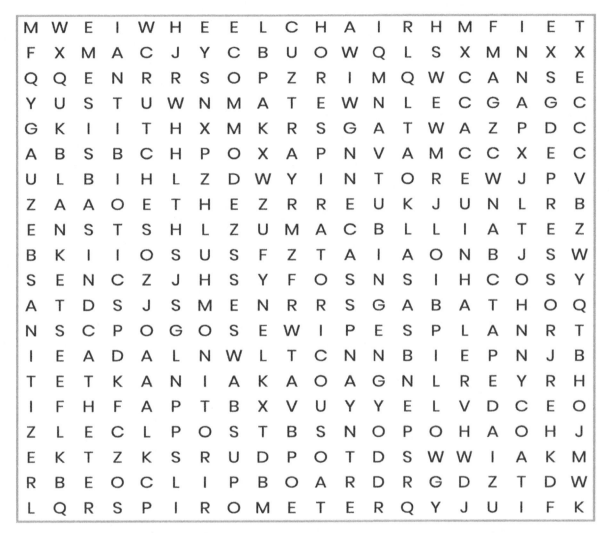

```
M W E I W H E E L C H A I R H M F I E T
F X M A C J Y C B U O W Q L S X M N X X
Q Q E N R R S O P Z R I M Q W C A N S E
Y U S T U W N M A T E W N L E C G A G C
G K I I T H X M K R S G A T W A Z P D C
A B S B C H P O X A P N V A M C C X E C
U L B I H L Z D W Y I N T O R E W J P V
Z A A O E T H E Z R R E U K J U N L R B
E N S T S H L Z U M A C B L L I A T E Z
B K I I O S U S F Z T A I A O N B J S W
S E N C Z J H S Y F O S N S I H C O S Y
A T D S J M E N R R S G A B A T H O Q
N S C P O G O S E W I P E S P L A N R T
I E A D A L N W L T C N N B I E P N J B
T E T K A N I A K A O A G N L R E Y R H
I F H A P T B X V U Y Y E L V D C E O
Z L E C L P O S T B S N O P O H A O H J
E K T Z K S R U D P O T D S W W I A K M
R B E O C L I P B O A R D R G D Z T D W
L Q R S P I R O M E T E R Q Y J U I F K
```

ANTIBIOTICS	BEDPAN	BLANKET
CANE	CATHETER	CLIPBOARD
COMMODE	CRUTCHES	DEPRESSOR
EMESISBASIN	GAUZE	INHALER
JOHNNYCOAT	LAUNDRY	MONITOR
OINTMENT	PILLOW	RESPIRATOR
SANITIZER	SHEET	SPIROMETER
SWABS	SYRINGE	TAPE
TRAY	TUBING	URINAL
WHEELCHAIR	WIPES	

Nurse Word Search Puzzle #59
Discharged!

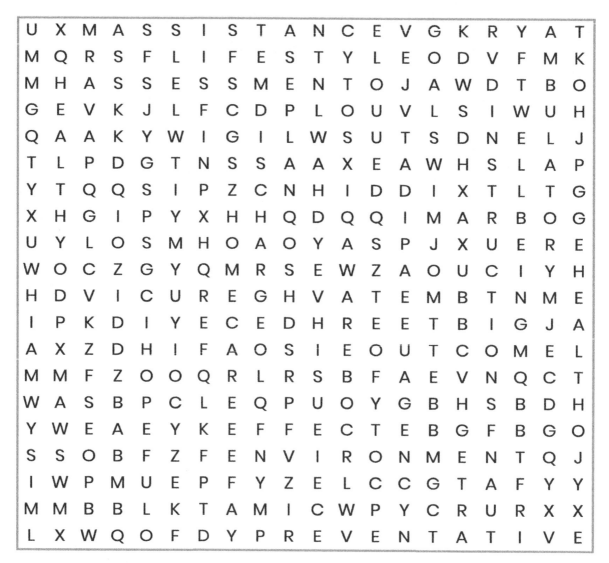

U X M A S S I S T A N C E V G K R Y A T
M Q R S F L I F E S T Y L E O D V F M K
M H A S S E S S M E N T O J A W D T B O
G E V K J L F C D P L O U V L S I W U H
Q A A K Y W I G I L W S U T S D N E L J
T L P D G T N S S A A X E A W H S L A P
Y T Q Q S I P Z C N H I D D I X T L T G
X H G I P Y X H H Q D Q Q I M A R B O G
U Y L O S M H O A O Y A S P J X U E R E
W O C Z G Y Q M R S E W Z A O U C I Y H
H D V I C U R E G H V A T E M B T N M E
I P K D I Y E C E D H R E E T B I G J A
A X Z D H I F A O S I E O U T C O M E L
M M F Z O O Q R L R S B F A E V N Q C T
W A S B P C L E Q P U O Y G B H S B D H
Y W E A E Y K E F F E C T E B G F B G O
S S O B F Z F E N V I R O N M E N T Q J
I W P M U E P F Y Z E L C C G T A F Y Y
M M B B L K T A M I C W P Y C R U R X X
L X W Q O F D Y P R E V E N T A T I V E

AGENCY	AMBULATORY	ASSESSMENT
ASSISTANCE	AWARE	COPING
CURE	DIET	DISCHARGE
EFFECT	ENVIRONMENT	GOALS
HEALTH	HEALTHY	HOLISTIC
HOMECARE	HOPEFUL	INSTRUCTIONS
LIFESTYLE	OUTCOME	PLAN
PREVENTATIVE	SAFETY	WELLBEING

Nurse Word Search Puzzle #60
Nurses are . . .

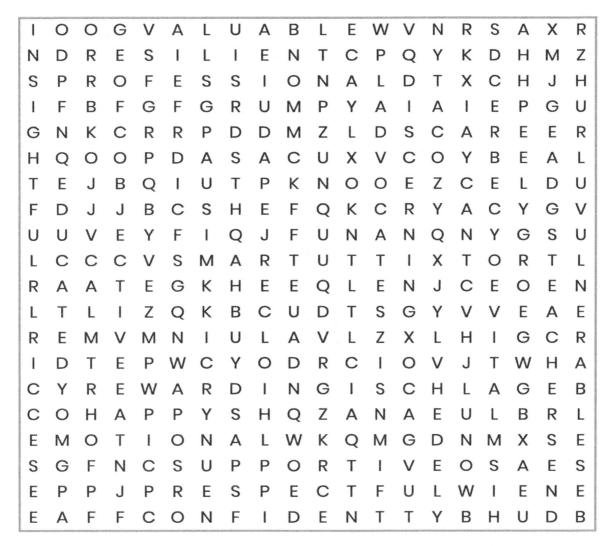

```
I  O  O  G  V  A  L  U  A  B  L  E  W  V  N  R  S  A  X  R
N  D  R  E  S  I  L  I  E  N  T  C  P  Q  Y  K  D  H  M  Z
S  P  R  O  F  E  S  S  I  O  N  A  L  D  T  X  C  H  J  H
I  F  B  F  G  F  G  R  U  M  P  Y  A  I  A  I  E  P  G  U
G  N  K  C  R  R  P  D  D  M  Z  L  D  S  C  A  R  E  E  R
H  Q  O  O  P  D  A  S  A  C  U  X  V  C  O  Y  B  E  A  L
T  E  J  B  Q  I  U  T  P  K  N  O  O  E  Z  C  E  L  D  U
F  D  J  J  B  C  S  H  E  F  Q  K  C  R  Y  A  C  Y  G  V
U  U  V  E  Y  F  I  Q  J  F  U  N  A  N  Q  N  Y  G  S  U
L  C  C  C  V  S  M  A  R  T  U  T  T  I  X  T  O  R  T  L
R  A  A  T  E  G  K  H  E  E  Q  L  E  N  J  C  E  O  E  N
L  T  L  I  Z  Q  K  B  C  U  D  T  S  G  Y  V  V  E  A  E
R  E  M  V  M  N  I  U  L  A  V  L  Z  X  L  H  I  G  C  R
I  D  T  E  P  W  C  Y  O  D  R  C  I  O  V  J  T  W  H  A
C  Y  R  E  W  A  R  D  I  N  G  I  S  C  H  L  A  G  E  B
C  O  H  A  P  P  Y  S  H  Q  Z  A  N  A  E  U  L  B  R  L
E  M  O  T  I  O  N  A  L  W  K  Q  M  G  D  N  M  X  S  E
S  G  F  N  C  S  U  P  P  O  R  T  I  V  E  O  S  A  E  S
E  P  P  J  P  R  E  S  P  E  C  T  F  U  L  W  I  E  N  E
E  A  F  F  C  O  N  F  I  D  E  N  T  T  Y  B  H  U  D  B
```

ADVOCATES	CALM	CAREER
CARING	CONFIDENT	DISCERNING
EDUCATED	EMOTIONAL	GRATEFUL
GRUMPY	HAPPY	HUMAN
INSIGHTFUL	LICENSED	OBJECTIVE
PROFESSIONAL	RESILIENT	RESPECTFUL
REWARDING	SMART	SOLVERS
SUPPORTIVE	TEACHERS	TIRED
VALUABLE	VITAL	VULNERABLE

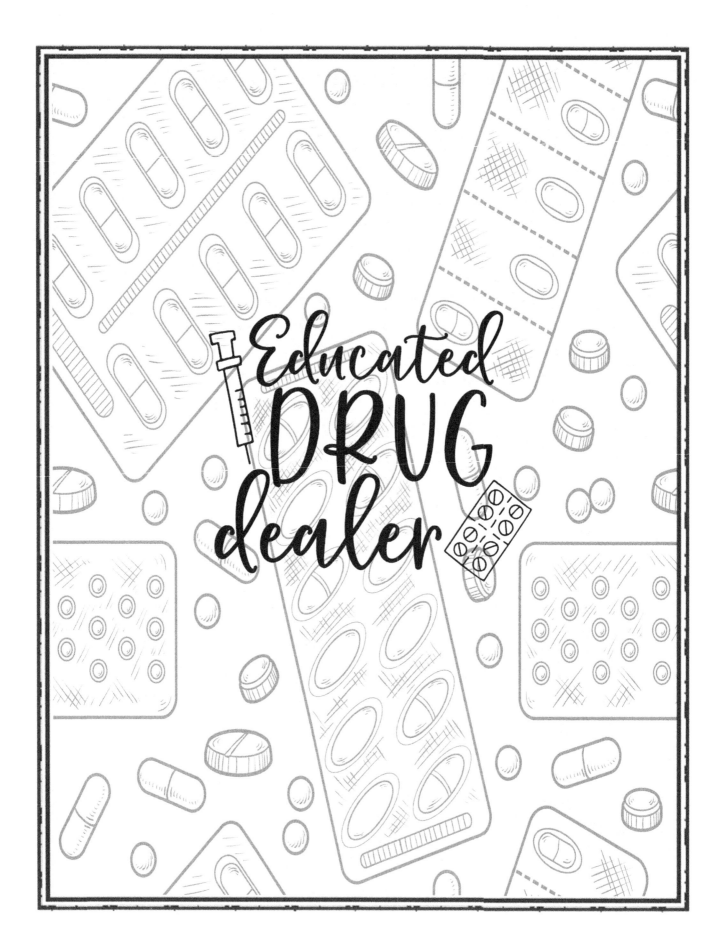

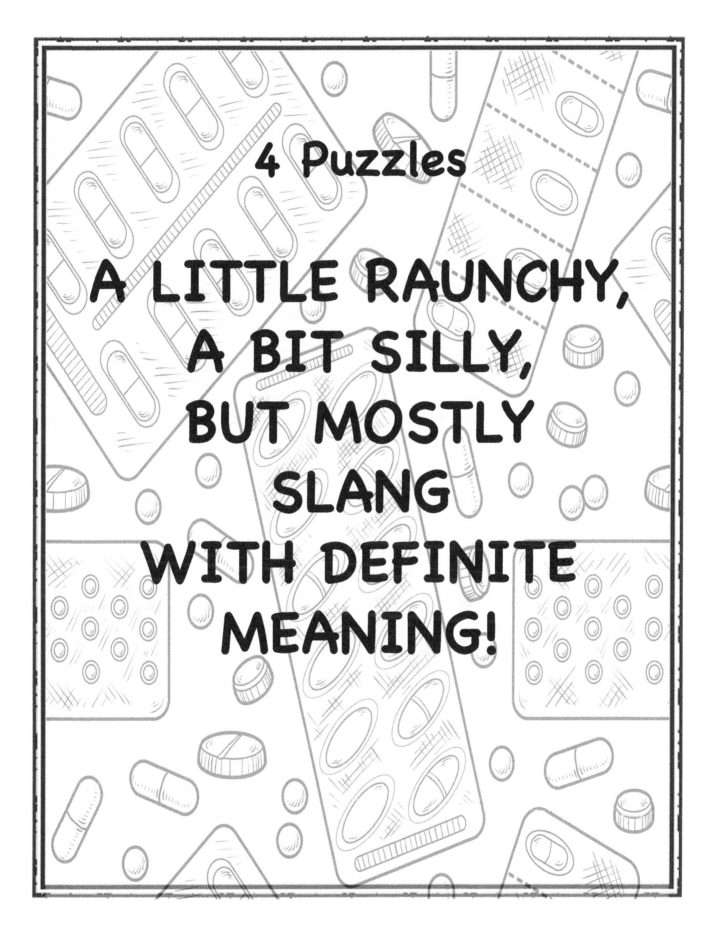

4 Puzzles

A LITTLE RAUNCHY,
A BIT SILLY,
BUT MOSTLY
SLANG
WITH DEFINITE
MEANING!

Nurse Word Search Puzzle #61
Cloudy or clear ...

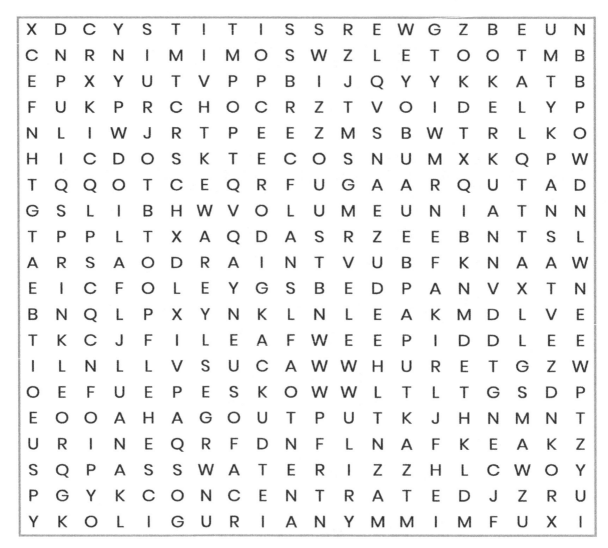

X D C Y S T I T I S S R E W G Z B E U N
C N R N I M I M O S W Z L E T O O T M B
E P X Y U T V P P B I J Q Y Y K K A T B
F U K P R C H O C R Z T V O I D E L Y P
N L I W J R T P E E Z M S B W T R L K O
H I C D O S K T E C O S N U M X K Q P W
T Q Q O T C E Q R F U G A A R Q U T A D
G S L I B H W V O L U M E U N I A T N N
T P P L T X A Q D A S R Z E E B N T S L
A R S A O D R A I N T V U B F K N A A W
E I C F O L E Y G S B E D P A N V X T N
B N Q L P X Y N K L N L E A K M D L V E
T K C J F I L E A F W E E P I D D L E E
I L N L L V S U C A W W H U R E T G Z W
O E F U E P E S K O W W L T L T G S D P
E O O A H A G O U T P U T K J H N M N T
U R I N E Q R F D N F L N A F K E A K Z
S Q P A S S W A T E R I Z Z H L C W O Y
P G Y K C O N C E N T R A T E D J Z R U
Y K O L I G U R I A N Y M M I M F U X I

BEDPAN	CAN	CATHETERIZE
CLEAR	CONCENTRATED	CYSTITIS
DRAIN	FOLEY	LEAK
LOO	OLIGURIA	OUTPUT
PASSWATER	PEE	PIDDLE
PISS	PITSTOP	SPRINKLE
STREAMTEAM	TINKLE	URINATE
URINE	VOID	VOLUME
WEE	WIZZ	

Page 84

Nurse Word Search Puzzle #62
No chocolate hostage . . .

```
B R M S V A F V I F I M T B K T K Q Z W
O A G P M T L E T O N E R I P O K D Z C
K E C O D E B R O W N Z K J B O F B P K
F C I O O K S T C A C A Z O V T T P D Z
L K E O W Q I D W P I L E S H B U T T F
A P P K K H D T O U R I S T S H G D P X
T K A H S D U U Y D N O E A G X W A E B
U Z M S R H H J M D R T X R V H R Z X Y
L B N U S D A K T P A L C S P C K L N R
E Z T F J G D E N S W M R E D R O I D S
N S A E A A A G F X H L E B W W B O A P
C O D J E R S S S U O E M R A O Q R S O
E N X H E V T R I O S C E E N C K O S O
D J T K I G N Z T I K V N A U X F R G L
G A O F E C E S Y F A R T K S J Q B R V
F A P W B Q B O W E L V O W I Q U R A T
W B Z I J U V J K P J F T I K C J I P N
G C M A U C M U H E S T Y N K N P C E Y
M T P T D U Z B L O A D E D W A E K S X
V X S G C H E M M I E S Z C U D A R F S
```

ANUS	ARSE	ASSGRAPES
BM	BOWEL	BREAKWIND
BRICK	BUM	BUTT
CACA	CODEBROWN	CRAP
DUMP	EXCREMENT	FART
FATHEAD	FECES	FLATULENCE
HEMMIES	LETONERIP	LOAD
PASSGAS	PILES	POO
ROIDS	SHIT	STOOL
TOOT	TOURISTS	TURD

Nurse Word Search Puzzle #63
Grab the emesis basin . . .

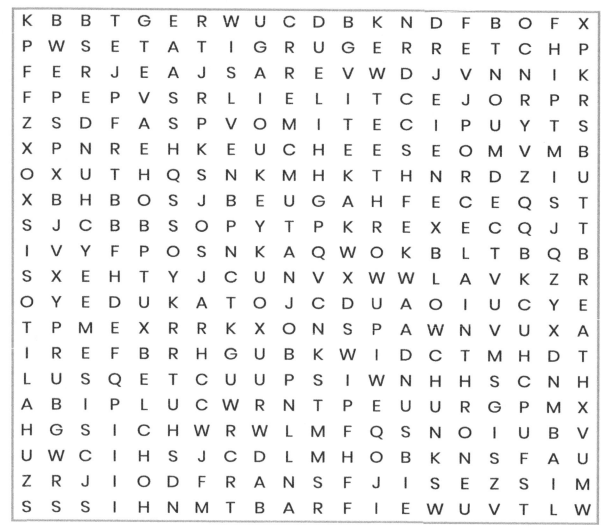

K B B T G E R W U C D B K N D F B O F X
P W S E T A T I G R U G E R R E T C H P
F E R J E A J S A R E V W D J V N N I K
F P E P V S R L I E L I T C E J O R P R
Z S D F A S P V O M I T E C I P U Y T S
X P N R E H K E U C H E E S E O M V M B
O X U T H Q S N K M H K T H N R D Z I U
X B H B O S J B E U G A H F E C E Q S T
S J C B B S O P Y T P K R E X E C Q J T
I V Y F P O S N K A Q W O K B L T B Q B
S X E H T Y J C U N V X W W L A V K Z R
O Y E D U K A T O J C D U A O I U C Y E
T P M E X R R K X O N S P A W N V U X A
I R E F B R H G U B K W I D C T M H D T
L U S Q E T C U U P S I W N H H S C N H
A B I P L U C W R N T P E U U R G P M X
H G S I C H W R W L M F Q S N O I U B V
U W C I H S J C D L M H O B K N S F A U
Z R J I O D F R A N S F J I S E Z S I M
S S S I H N M T B A R F I E W U V T L W

BARF	BELCH	BLOWCHUNKS
BOOT	BURP	BUTTBREATH
CHEESE	CHUNDER	EMESIS
HALITOSIS	HEAVE	HURL
PORCELAINTHRONE	PROJECTILE	PUKE
RALPH	REGURGITATE	RETCH
SNARF	SPEW	THROWUP
TOSSCOOKIES	UPCHUCK	VOMIT
YAK		

Nurse Word Search Puzzle #64
Spoken, but not always written . . .

```
M S X C E P G L B D I R T B A L L P N E
P H A R M P A R T Y H A S S E L H O F F
K R J V B O U N C E B A C K C S A T W A
T A N W T R E A R A D M I R A L M H K X
V L C M O L A R M A S H E R B C M O O D
J Z T C K M S V A M P I R E S T E L H F
L J O Y U E B B E E M E R D A G R E V X
U E B A H Q D A R A Y S R I Y I E S F D
L A U C M S J X T Q R D P B K W D I H V
Y H E U D U E L L J A O Y Y O I K G G E
R E A W P P J U V U C Z T O V N U N K N
L G G P Y L R X Q S X I N A P J I P N T
X O F A P C R S Y R Z X V X T G E T T J
S L U U O Y D D E Y J I H T G E H J A O
E D H A L U J B V U R Y R A P S D W O C
U B V E E L O U K M G H B Z C P O L F K
F R P R E O M R I C Q T O A S T E R S E
H I F C G V O O A C U Z X Z X S G Y E Y
R C E B N W A A O M E Q S N O R K E L H
K K N F R E Q U E N T F L Y E R G M L U
```

BONITA	BAGGING	BEEMER
BOUNCEBACK	DIRTBALL	DYSCOPIA
FREQUENTFLYER	FREUDSQUAD	FULLMOON
GOLDBRICK	GOOBER	HAMMERED
HAPPYJUICE	HASSELHOFF	LEECHES
MOLARMASHER	PHARMPARTY	POTHOLESIGN
RAYS	REARADMIRAL	ROTATED
SNORKEL	TOASTER	VAMPIRES
VENTJOCKEY	WOMBAT	WORK

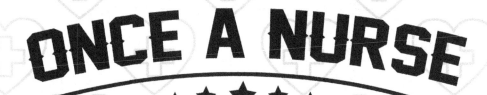

ONCE A NURSE

★ ★ ★ ★ ★ ★ ★

ALWAYS A NURSE
NO MATTER WHERE YOU GO OR
WHAT YOU DO

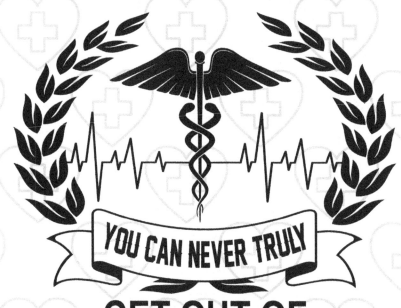

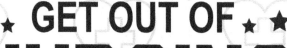

YOU CAN NEVER TRULY

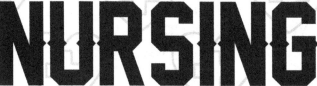

GET OUT OF

NURSING

IT'S LIKE THE MAFIA
YOU KNOW TOO MUCH

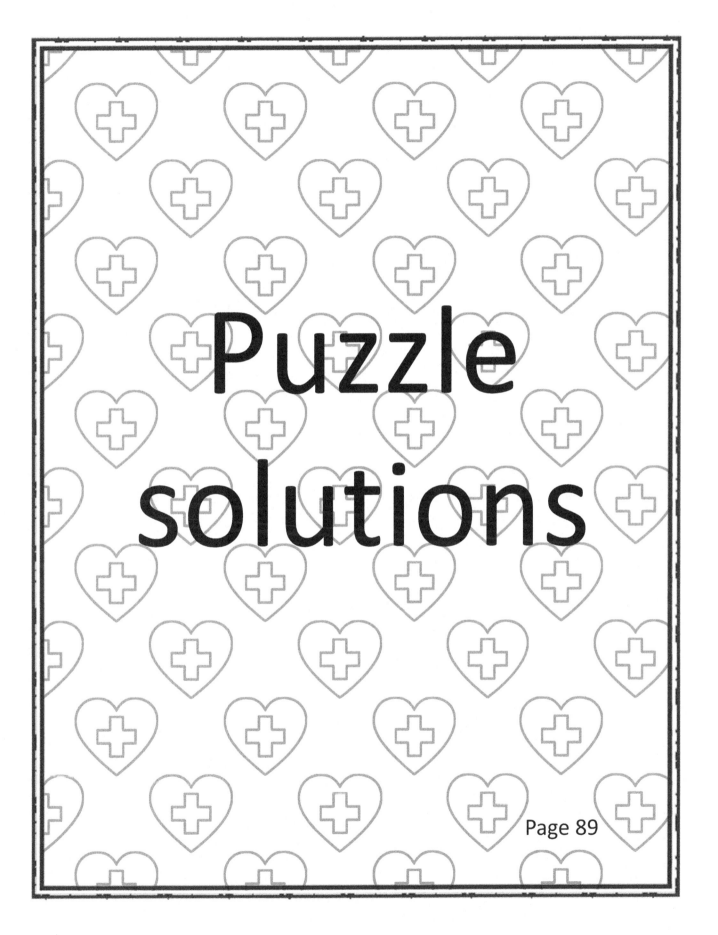

Puzzle solutions

Nurse Word Search Puzzle #1 - Solution

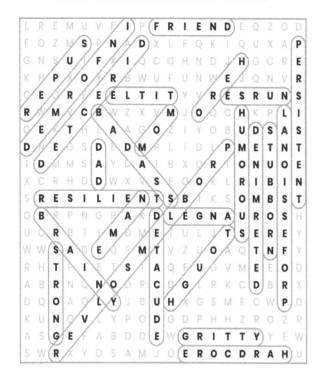

Nurse Word Search Puzzle #2 - Solution

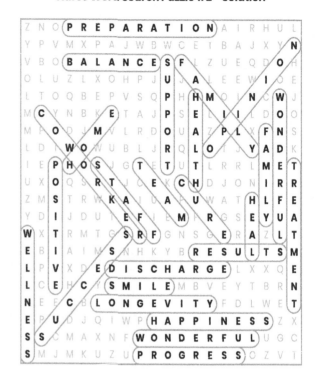

Nurse Word Search Puzzle #3 - Solution

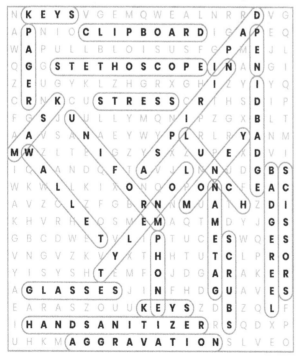

Nurse Word Search Puzzle #4 - Solution

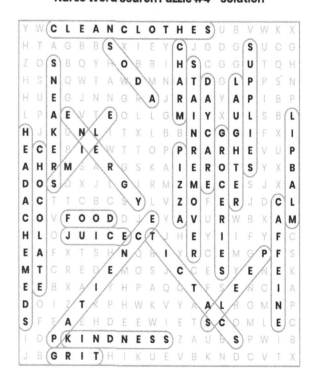

Page 90

Nurse Word Search Puzzle #5 - Solution

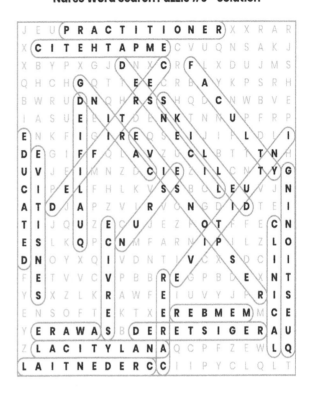

Nurse Word Search Puzzle #6 - Solution

Nurse Word Search Puzzle #7 - Solution

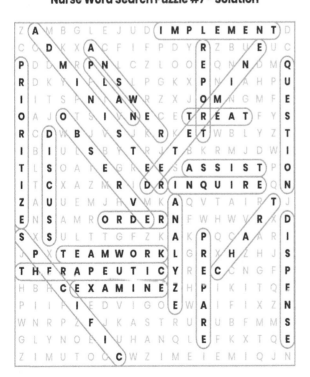

Nurse Word Search Puzzle #8 - Solution

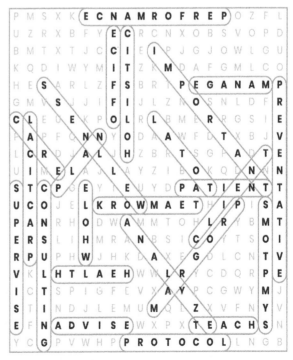

Nurse Word Search Puzzle #9 - Solution

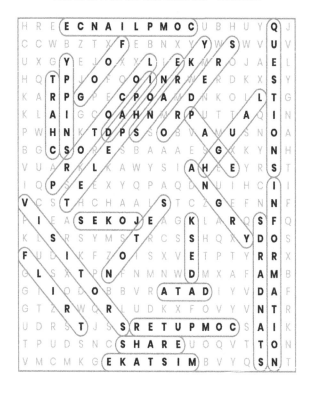

Nurse Word Search Puzzle #10 - Solution

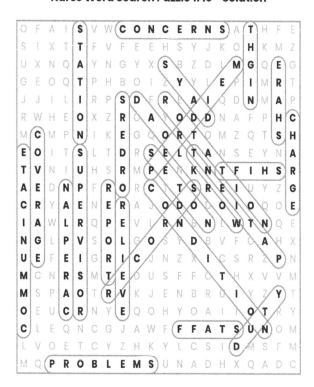

Nurse Word Search Puzzle #11 - Solution

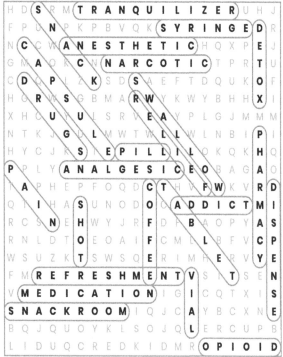

Nurse Word Search Puzzle #12 - Solution

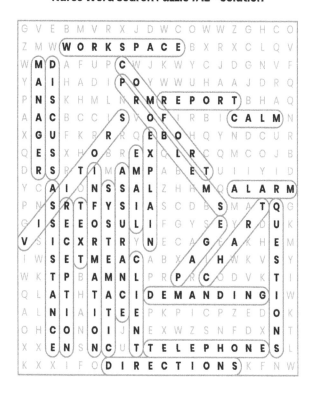

Page 92

Nurse Word Search Puzzle #13 - Solution

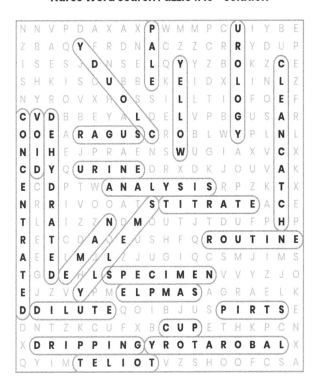

Nurse Word Search Puzzle #14 - Solution

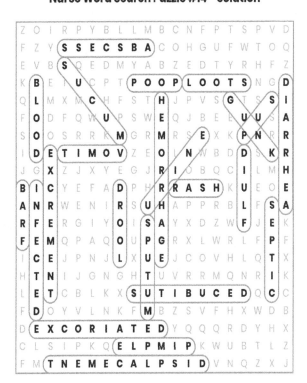

Nurse Word Search Puzzle #15 - Solution

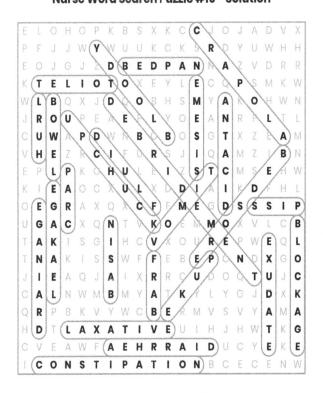

Nurse Word Search Puzzle #16 - Solution

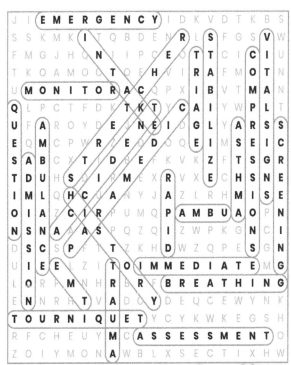

Page 93

Nurse Word Search Puzzle #17 - Solution

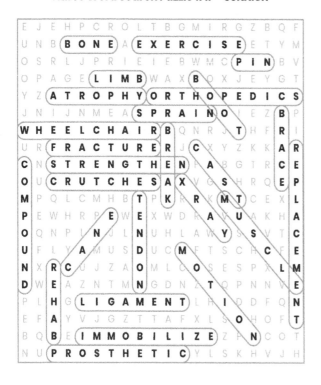

Nurse Word Search Puzzle #18 - Solution

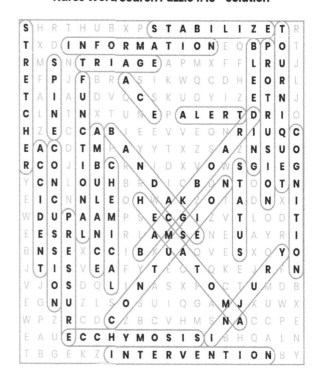

Nurse Word Search Puzzle #19 - Solution

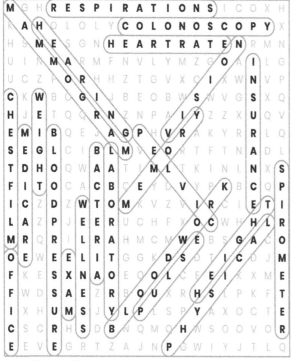

Nurse Word Search Puzzle #20 - Solution

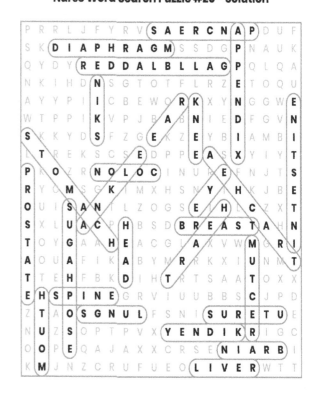

Page 94

Nurse Word Search Puzzle #21 - Solution

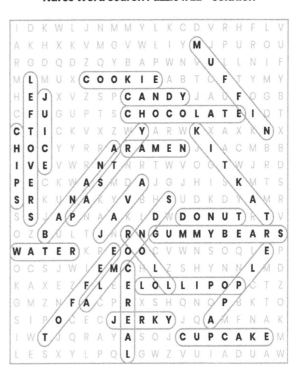

Nurse Word Search Puzzle #22 - Solution

Nurse Word Search Puzzle #23 - Solution

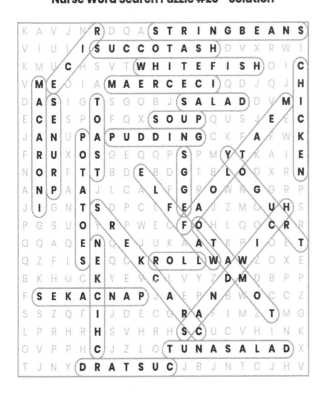

Nurse Word Search Puzzle #24 - Solution

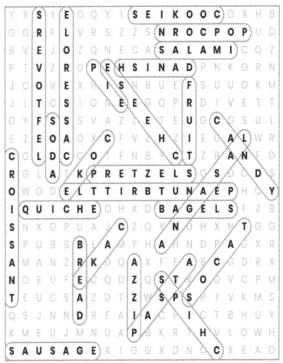

Nurse Word Search Puzzle #25 - Solution

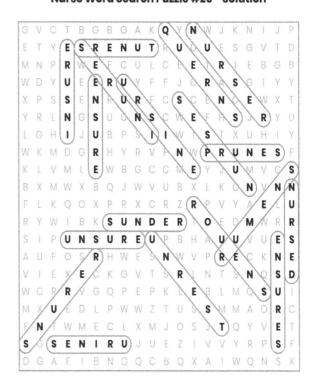

Nurse Word Search Puzzle #26 - Solution

Nurse Word Search Puzzle #27 - Solution

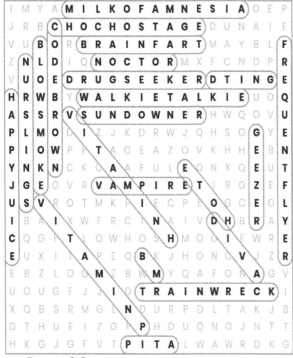

Nurse Word Search Puzzle #28 - Solution

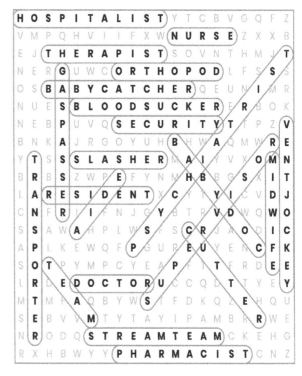

Nurse Word Search Puzzle #29 - Solution

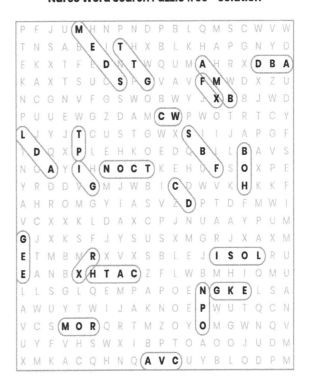

Nurse Word Search Puzzle #30 - Solution

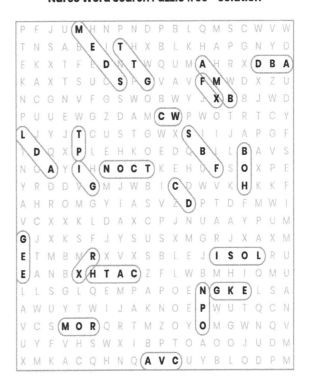

Nurse Word Search Puzzle #31 - Solution

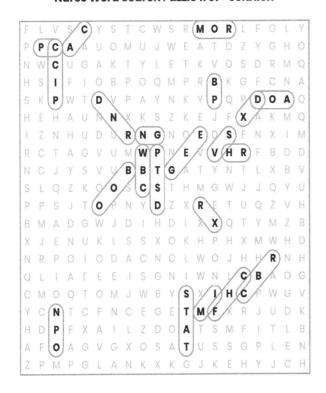

Nurse Word Search Puzzle #32 - Solution

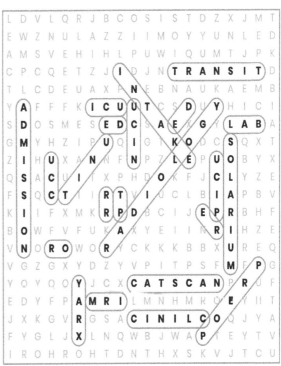

Nurse Word Search Puzzle #33 - Solution

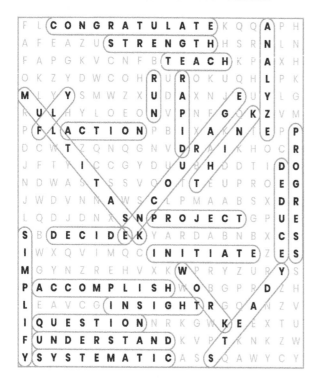

Nurse Word Search Puzzle #34 - Solution

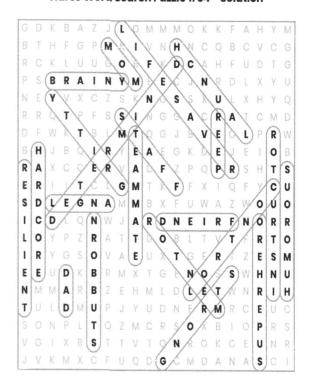

Nurse Word Search Puzzle #35 - Solution

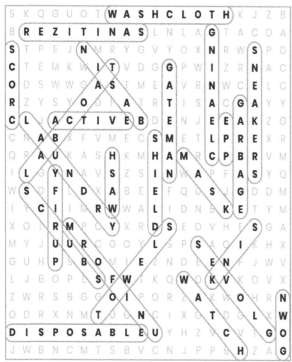

Nurse Word Search Puzzle #36 - Solution

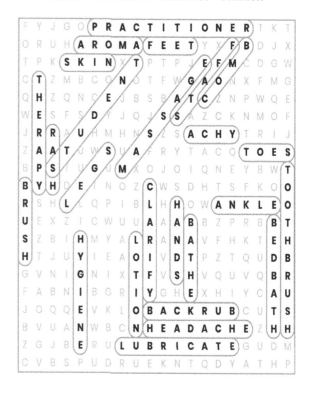

Page 98

Nurse Word Search Puzzle #37 - Solution

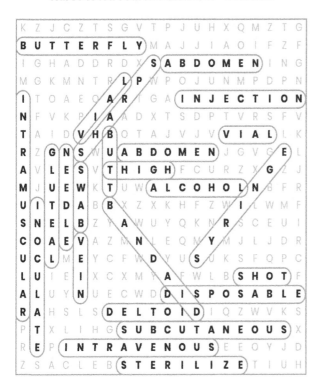

Nurse Word Search Puzzle #38 - Solution

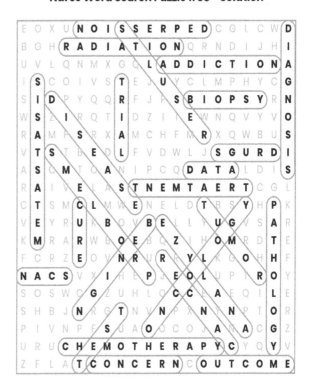

Nurse Word Search Puzzle #39 - Solution

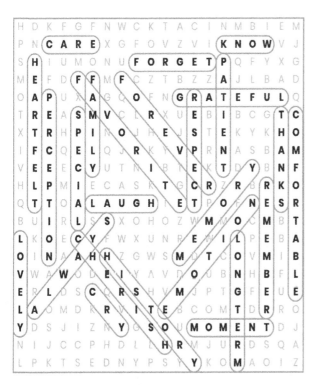

Nurse Word Search Puzzle #40 - Solution

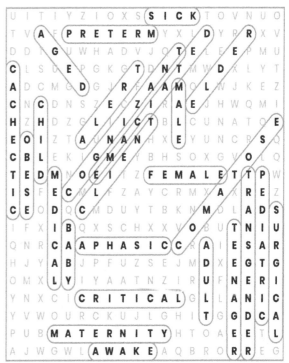

Nurse Word Search Puzzle #41 - Solution

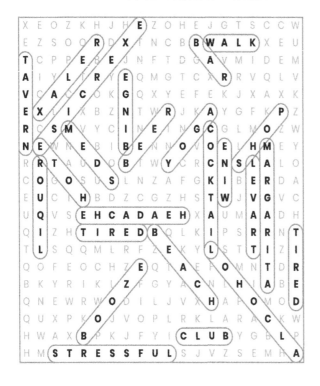

Nurse Word Search Puzzle #42 - Solution

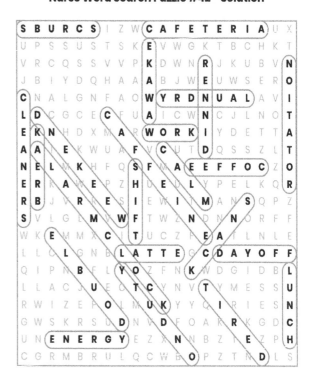

Nurse Word Search Puzzle #43 - Solution

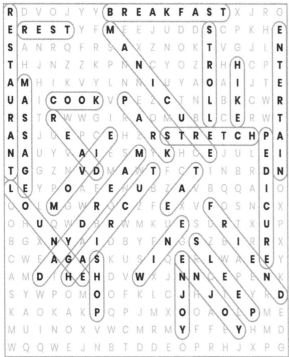

Nurse Word Search Puzzle #44 - Solution

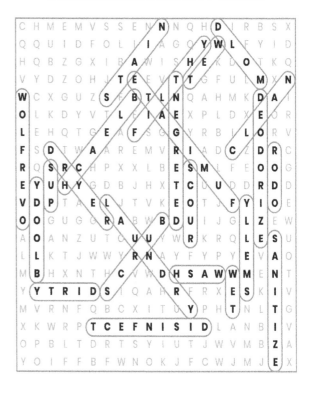

Nurse Word Search Puzzle #45 - Solution

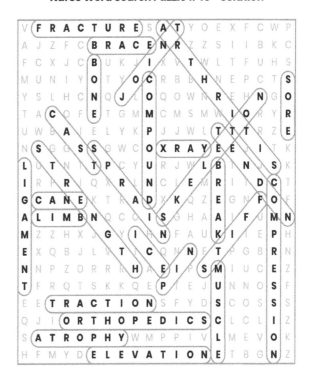

Nurse Word Search Puzzle #46 - Solution

Nurse Word Search Puzzle #47 - Solution

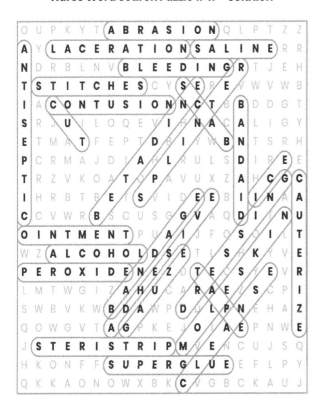

Nurse Word Search Puzzle #48 - Solution

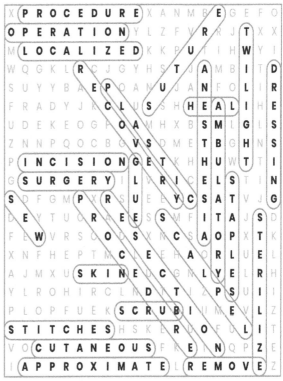

Nurse Word Search Puzzle #49 - Solution

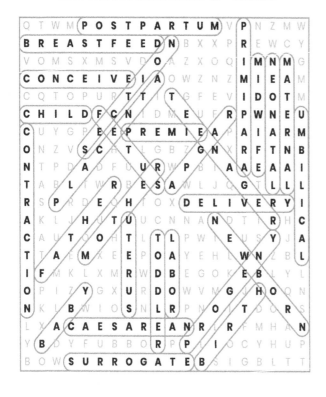

Nurse Word Search Puzzle #50 - Solution

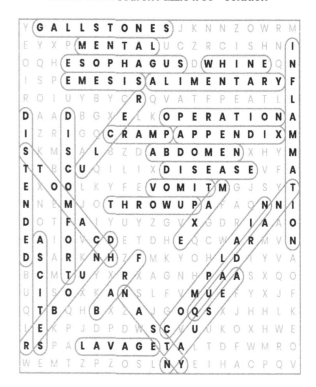

Nurse Word Search Puzzle #51 - Solution

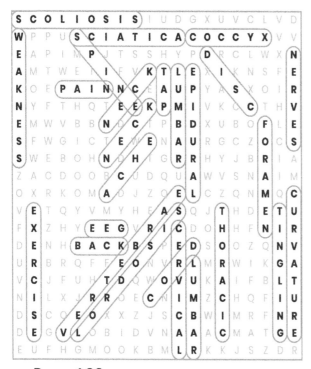

Nurse Word Search Puzzle #52 - Solution

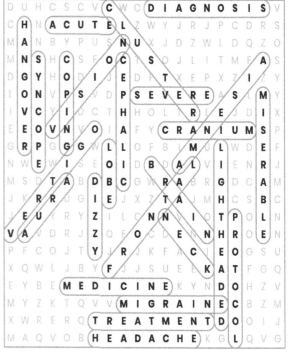

Nurse Word Search Puzzle #53 – Solution

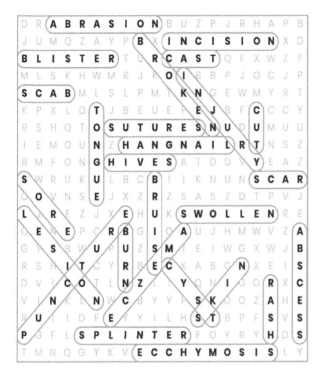

Nurse Word Search Puzzle #54 – Solution

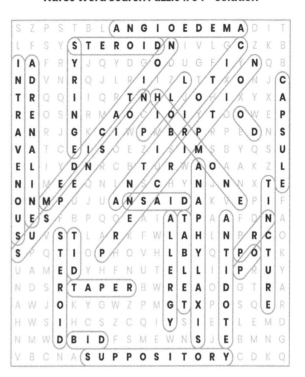

Nurse Word Search Puzzle #55 – Solution

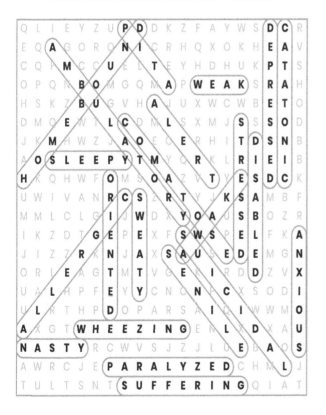

Nurse Word Search Puzzle #56 – Solution

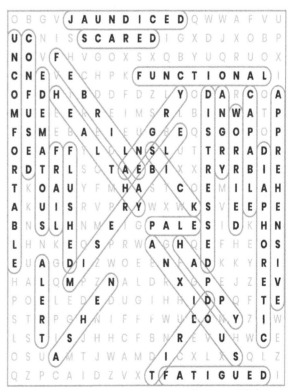

Nurse Word Search Puzzle #57 - Solution

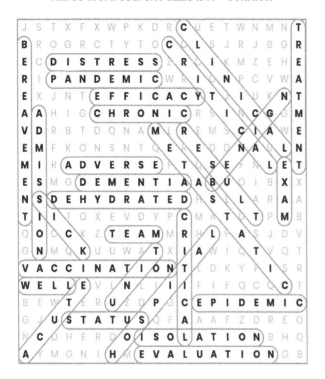

Nurse Word Search Puzzle #58 - Solution

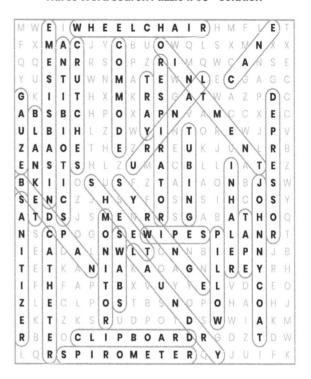

Nurse Word Search Puzzle #59 - Solution

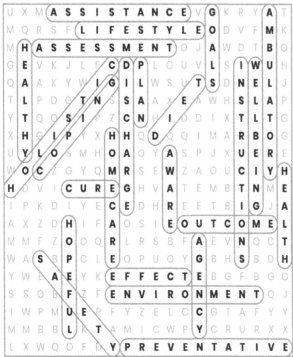

Nurse Word Search Puzzle #60 - Solution

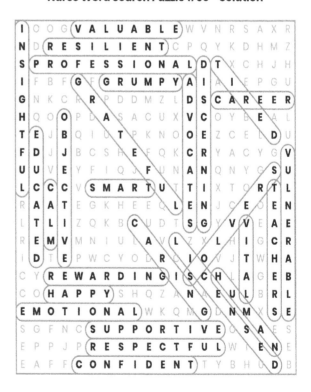

Nurse Word Search Puzzle #61 - Solution

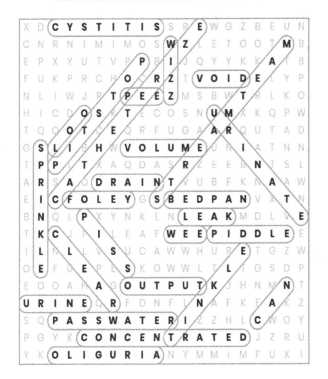

Nurse Word Search Puzzle #62 - Solution

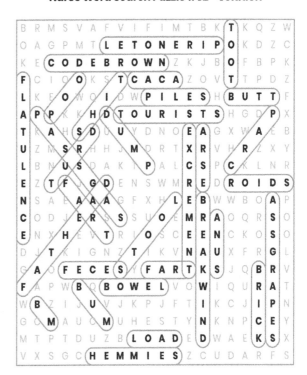

Nurse Word Search Puzzle #63 - Solution

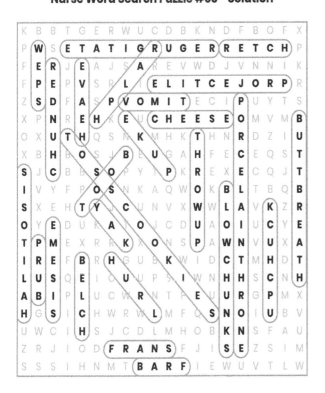

Nurse Word Search Puzzle #64 - Solution

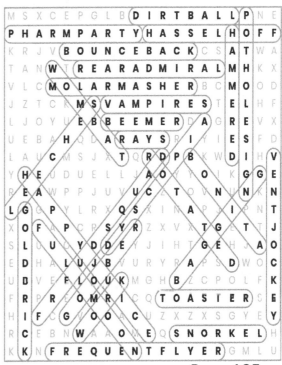

Page 105

Made in the USA
Monee, IL
29 November 2022

18882454R00063